Chronisches Stimmenhören und persistierender Wahn

Fortschritte der Psychotherapie
Band 30
Chronisches Stimmenhören und persistierender Wahn
von PD Dr. med. Roland Vauth und Prof. Dr. Rolf-Dieter Stieglitz

---

Herausgeber der Reihe:
Prof. Dr. Dietmar Schulte, Prof. Dr. Kurt Hahlweg,
Prof. Dr. Jürgen Margraf und Prof. Dr. Dieter Vaitl
Begründer der Reihe:
Dietmar Schulte, Klaus Grawe, Kurt Hahlweg, Dieter Vaitl

Chronisches Stimmenhören und persistierender Wahn

von Roland Vauth
und Rolf-Dieter Stieglitz

HOGREFE
GÖTTINGEN · BERN · WIEN
TORONTO · SEATTLE · OXFORD · PRAG

PD Dr. med. Roland Vauth, geb. 1958. 1979-1985 Studium der Psychologie und 1985-1991 Studium der Humanmedizin (Bonn). 1992 Promotion. 1992-2001 zunächst Assistent, dann Oberarzt an der Abteilung für Allgemeine Psychiatrie und Psychotherapie mit Poliklinik der Universitätsklinik für Psychiatrie und Psychosomatik der Universität Freiburg. Seit 2001 Ärztlicher Leiter der sozialpsychiatrischen Ambulanzen der Psychiatrischen Poliklinik/Universitätsspital Basel. 2005 Habilitation. Als Lehrtherapeut und -supervisor für Verhaltenstherapie tätig.

Prof. Dr. rer. nat. Rolf-Dieter Stieglitz, geb. 1952. 1974-1980 Studium der Psychologie (Kiel). 1986 Promotion. Wissenschaftlicher Mitarbeiter an den psychiatrischen Kliniken der Universitäten Berlin (1984-1992) und Freiburg (1992-2000). 1997 Habilitation. 2000 Leiter der Klinischen Psychologie (Universitätsspital Basel, Psychiatrische Poliklinik). 2000 Extraordinarius für Klinische Psychologie (Universität Basel) und 2005 Doppelprofessur der Medizinischen Fakultät und der Fakultät für Psychologie. Psychologischer Psychotherapeut, Supervisor für Verhaltenstherapie.

Bibliografische Information der Deutschen Nationalbibliothek
Die Deutsche Nationalbibliothek verzeichnet diese Publikation in der Deutschen Nationalbibliografie; detaillierte bibliografische Daten sind im Internet über http://dnb.d-nb.de abrufbar.

Göttingen • Bern • Wien • Toronto • Seattle • Oxford • Prag
Rohnsweg 25, 37085 Göttingen

http://www.hogrefe.de
Aktuelle Informationen • Weitere Titel zum Thema • Ergänzende Materialien

Satz: Grafik-Design Fischer, Weimar
Druck: Schlütersche Druck GmbH & Co. KG, Langenhagen
Printed in Germany
Auf säurefreiem Papier gedruckt

ISBN-10: 3-8017-1861-1
ISBN-13: 978-3-8017-1861-9

Inhaltsverzeichnis

Einführung

Nicht nur Watzlawick verdanken wir die wichtige Erkenntnis, dass oft die Art, *wie wir Probleme im klinischen Kontext definieren, deren Lösung behindert.* Auch unsere tagtägliche klinische Erfahrung zeigt, dass häufig erst die andere Perspektive, die andere Definition oder Sichtweise eines klinischen Problems den Einstieg in dessen Lösung ermöglicht. So ist das auch mit der Art und Weise, wie wir wahnhafte und halluzinatorische Symptomatik heute häufig erfassen. Innerhalb der ICD-10 und des DSM-IV wird sie lediglich formal klassifiziert. Diese Diagnosesysteme sind ohne Zweifel zur nosologischen, differenzialdiagnostisch klaren Einordnung nach einheitlichen Kriterien ein Durchbruch. Und auch das AMDP-System hat viel dazu beigetragen, dass die Sprache in der Psychiatrie und Psychotherapie eine Vereinheitlichung erfahren hat. Hierdurch können wir effizienter Informationen austauschen und auch besser auf einer einheitlichen diagnostischen Grundlage Ergebnisse klinischer Forschung gewichten.

Und doch ist hiermit in der Praxis die Bereitschaft insgesamt gewichen, sich der *subjektiven erlebnismäßigen Seite der Symptomatik*, in unserem Zusammenhang des Stimmenhörens und wahnhafter Ängste, zuzuwenden. Für eine diagnostische Einordnung, ja sogar für eine differenzialtherapeutische Entscheidung im psychopharmakologischen Bereich mag das irrelevant sein. Aber um einen psychotherapeutischen Zugang bei einer chronifizierten und trotz optimaler neuroleptischer Therapie persistierenden Symptomatik zu finden, ist dies unzureichend. Die Untersuchung von McCabe et al. (2002) in der ambulanten psychiatrischen Routineversorgung machte eins deutlich: In der gegenwärtigen psychiatrischen 15-Minuten-Konsultationspraxis spielen die subjektiven Inhalte des Erlebens von Stimmen ebenso wenig eine Rolle wie die subjektiven Inhalte von Erklärungsmodellen des Patienten für veränderte Wahrnehmungen, die wir in der Fachsprache als Wahn bezeichnen. Das steht im Widerspruch zu Befunden, die klar zeigen, dass eine deutlichere Patientenzentrierung in der Konsultationsgestaltung mit verbesserter Compliance, vermehrter Behandlungszufriedenheit, Symptomreduktionen und auch mit einer Verminderung von emotionaler Belastung durch die Erkrankung einhergeht (Little et al., 2001).

Was ist jedoch die *Ursache* hierfür? Die knappe Konsultationszeit? Nein, wir denken die Frage ist wesentlich komplexer zu beantworten. Psychotische Erfahrungen wurden lange Zeit als qualitativ unterschiedlich von den Gesetzmäßigkeiten der Alltagserfahrung gesehen, so dass ein erfahrungsorientierter Ansatz auch unsinnig erschien. Dazu kam, dass die Hilflosigkeit und die Schwere der Gestörtheit der Patienten in der Akutphase die Sichtweise der Behandelnden über die Erkrankung und deren Behandelbarkeit prägt. Die Akutphase erfordert häufig eine paternalistische Gestaltung der Arzt-Patient-Beziehung, in hohem Maße das Übernehmen von stellvertretender Verantwortung für den häufig sehr gefährdeten Patienten. Doch eine solche Gestaltung der Arzt-Patient-Beziehung in der Langzeittherapie scheint eher auf dem Stigma des schizophren Erkrankten als einer Art „großem Kind" zu basieren. Hierdurch werden aber Chancen in der Gestaltung der therapeutischen Beziehung vertan, da gar nicht erst erwartet wird, dass der Patient auch als Partner im Behandlungsprozess gewonnen werden kann und eigene Initiative und Verantwortung einbringen kann. Auch die starke Weiterentwicklung der neuroleptischen Therapie in den letzten zehn Jahren mit der Verfügbarkeit einer Vielzahl von sog. atypischen Neuroleptika mit einem wesentlich günstigeren Wirk- und Nebenwirkungsprofil haben den Blick für jene Subgruppe von 25 bis 30 % der betroffenen Menschen mit schizophrenen und schizoaffektiven Störungen verstellt, die relativ dauerhaft Stimmen hören und auch wahnhafte Ängste und Sichtweisen aufweisen. Und der Blick in der Forschung hat sich in den letzten Jahren eher dem frühen Erkrankungsverlauf zugewendet, also Frühformen schizophrener Erkrankungen oder auch Ersterkrankungen. Ziel war dabei die Prognose der Erkrankungen durch frühe Optimierung der Behandlung günstig zu beeinflussen. All dies ist richtig und nötig, vernachlässigt aber, dass trotz allen Fortschritts in der Kenntnis der neurobiologischen Grundlagen der Erkrankungen und ihrer Behandlungsmöglichkeiten Symptompersistenz nicht nur ein Problem für Menschen ist, die mangelnde Behandlungsbereitschaft aufweisen, sondern das Leben von ca. 1/4 bis 1/3 der Betroffenen nach wie vor prägt.

Die nachfolgenden Ausführungen bezüglich Stimmenhören und Wahn beschränken sich ausschließlich auf schizophrene Störungen. Natürlich finden sich auch bei anderen psychischen Störungen diese Symptombereiche (z. B. depressive Störungen). Von besonderer Bedeutung sind vor allem aber die schizoaffektiven Störungen, die, obwohl ihr nosologischer Status bisher nicht abschließend geklärt werden konnte, in Studien z. T. mit schizophrenen Störungen zusammen genommen werden. Die Fokussierung auf schizophrene Störung erfolgt auf Grund zweier Aspekte. Zum einen liegen hierzu die meisten Studien vor, zum anderen auf Grund eigener klinischer Erfahrungen mit schizophrenen Störungen. Eine Reihe der nachfolgenden therapeutischen Interventionen wird sich vermutlich auch auf andere Störungsgruppen übertragen bzw. adaptieren lassen. Der Effektivitätsnachweis ist jedoch noch zu leisten.

Der Trend weg von der Schulenorientierung in unserem psychotherapeutischen und psychologischen Wissen hin zu einer evidenz-basierten Betrachtung der Störungen und ihrer Behandlung hat in den letzten 5 bis 10 Jahren moderne sozialpsychologische Ansätze zum Verständnis von chronischem Stimmenhören und persistierendem Wahn ebenso gefördert wie die Weiterentwicklung problemspezifischer Methoden der kognitiven Verhaltenstherapie, die genau auf diesen Störungsbereich fokussieren. Obwohl seit geraumer Zeit bekannt, finden sie in der täglichen Routineversorgung eine beschämend geringe Anwendung. Für unsere Patienten sollten wir sie in die Curricula verhaltenstherapeutischer und psychiatrisch-psychotherapeutischer Ausbildung aufnehmen und den künftigen Facharzt für Psychiatrie und Psychotherapie ebenso wie den künftigen Klinischen Psychologen und Psychologischen Psychotherapeuten gut in Methoden ausbilden, die in diesem Bereich wirksam sind. Dieses Buch soll hierzu einen Beitrag darstellen.

Basel, Herbst 2006

Roland Vauth
Rolf-Dieter Stieglitz

1 Beschreibung der Störung

1.1 Geschichte des Psychosebegriffes

Form und Inhalt psychotischer Erfahrungen

Dass psychotisches Erleben rein *formal* aufgegriffen wird wie in den aktuellen Diagnosensystemen DSM-IV und ICD-10, war nicht immer so. Psychotische Symptome waren in der *phänomenologischen Schule,* z. B. von Jaspers, Ausdruck individueller Subjektivität und des Ich-Bewusstseins (Jaspers, 1973). Psychodynamische Ansätze wiesen ebenfalls den psychiatrischen Inhalten eine wichtige Rolle zu, da sie (im Gegensatz zu Neurosen als Konflikt zwischen „Ich" und „Es") psychiatrische Störungen als Manifestation eines Konfliktes zwischen Ich und externer Welt als Flucht vor Frustrationen in der äußeren Welt ansahen. Strauss (1996) hob hervor, wie notwendig es ist, dass der Kliniker sich mit den Inhalten des psychotischen Erlebens befasst, um herauszufinden, wie der Patient mit seiner Erkrankung gegenwärtig umgeht und wie er sie zu bewältigen versucht. Aber auch aktuelle therapeutische Ansätze wie von Romme und Escher (1989) haben die Bedeutung des subjektiven Zugangs zum psychotischen Erleben schon früh hervorgehoben, um die Bewältigung des chronischen Stimmenhörens zu verbessern. Schließlich findet sich in einer der renommiertesten Zeitschriften des Fachs, dem „Schizophrenia Bulletin", die Rubrik „first person account", die Betroffenen selbst die Möglichkeit bietet, über ihre Erfahrungen und Bewältigungsstrategien im Umgang mit der Erkrankung allgemein oder mit wahnhaften Ängsten und chronischem Stimmenhören konkret zu berichten.

1.2 Definition von wahnhafter und halluzinatorischer Symptomatik

Halluzinationen:
Wahrnehmungen ohne entsprechende Reizquelle. Akustische *Halluzinationen* treten bei etwa 50 % aller Personen mit schizophrenen Erkrankungen auf, visuelle Halluzinationen bei 15 % und haptische oder taktile bei 5 % (Cutting, 1995).

Arten akustischer Halluzinationen

Die häufigste akustische Halluzination ist das *Stimmenhören*. Andere akustische Sinnestäuschungen wie undifferenzierte Geräusche oder Knallen (sog. Akoasmen) sind viel seltener. Die Stimmen können laut und deutlich oder leise und verschwommen vernommen werden, aus der Nähe oder aus der Ferne, aus der Außenwelt oder dem eigenen Körper kommen. Häufig können die Patienten angeben, ob es sich um eine männliche oder weibliche Stimme handelt, aber nicht, zu wem diese gehört. Üblicherweise werden nur relativ kurze Sätze oder einzelne Worte vernommen. Bestimmte Formen des Stimmenhörens sind für schizophrene Störungen so charakteristisch, um sofort die Diagnose einer schizophrenen Störung im ICD-10 zu rechtfertigen. Sie wurden von Kurt Schneider als sog. Symptome ersten Ranges bezeichnet (Schneider, 1992). Hierunter fasst man sog. dialogische, kommentierende oder imperative Stimmen.

Dialogische, kommentierende oder imperative Stimmen:

- *Dialogische Stimmen* hört der Patient in Form von Rede und Gegenrede, z. B.wie sich andere über ihn unterhalten: „Sie können sich das nicht vorstellen, aber die Nachbarn haben plötzlich mit dem lokalen Radiosender zusammen in der Nachbarswohnung eine Sendung über mich gemacht; ich konnte das direkt durch die Wand in meiner Wohnung hören."
- *Kommentierende Stimmen.* Patienten berichten, dass Stimmen die Ausführung von Alltagshandlungen, wenn sie sich z. B. anziehen oder wenn sie die Salatschüssel von der Küche hinüber ins Esszimmer tragen, kommentieren („Jetzt zieht er sich an." oder: „Jetzt trägt sie die Salatschüssel herüber.").
- *Imperative Stimmen* geben Anweisungen in der Art: „Tu' dies … Lass' das …".

Seltenere Halluzinationen

Bei *optischen Halluzinationen* werden von den Patienten nicht alltägliche oder auch bizarre Bilder geschildert. Beispiele hierfür, die Cutting (1995) in einer Übersicht aufführt, sind etwa: „Ein großes Tier wie ein Polyp", „Etwas wie eine Maus, die über den Flur läuft", „Luftspiegelungen in einer Wüste" oder „Rattenschwanz, der aus dem eigenen Gesäß kommt". Beim Vorhandensein von taktilen (leiblichen) Halluzinationen fühlen sich die Patienten typischerweise am oder im Körper elektrisch, magnetisch, durch Apparate, Strahlen oder andere physikalische Vorgänge beeinflusst oder verändert. Das Kriterium des „Gemachten", d. h. die Zurückführung auf äußere Einflüsse muss dabei erfüllt sein. Ansonsten ist eher an das Vorliegen von Zoenästhesien (abnorme Leibgefühle von seltsamem, bizarrem Charakter) zu denken. Geruchs- und Geschmackshalluzinationen kommen bei schizophren Erkrankten relativ selten vor.

Wahn:

Falsche Überzeugung, die auf nicht korrekten gedanklichen Prozessen über die äußere Realität basiert. Diese wird auch aufrechterhalten, wenn eine unbestreitbar und offensichtlich objektive Evidenz das Gegenteil belegt. Die Überzeugung wird nicht von anderen Mitgliedern des Kulturkreises oder einer Subkultur geteilt, ist also z. B. nicht Ausdruck einer religiösen Überzeugung. Wahn tritt bei mehr als 90 % der schizophren Erkrankten im Verlaufe ihrer Erkrankung auf.

Wahngedanken und Wahnwahrnehmungen

Unterschieden wird meist zwischen Wahngedanken und -wahrnehmungen, wobei es sich bei Letzteren um die wahnhafte Interpretation realer Wahrnehmungen handelt. Ein Beispiel für eine Wahnwahrnehmung von Conrad (1992) ist, wenn der Patient Tropfen sieht, die sich am Käse gebildet haben, und er dann denkt, dies sei so gemacht, um ihm zu verstehen zu geben, er müsse schwitzen, d. h. sich mehr einsetzen und besser bewähren. Wahngedanken und -wahrnehmungen können mehr oder weniger stark durch Begründungen miteinander verbunden sein (systematisierter Wahn). Wahninhalte können verschiedene Themen umfassen. Am häufigsten anzutreffen sind Themen von Beeinträchtigung durch Verfolgung oder Vergiftung, hypochondrische Befürchtungen (insbesondere der bevorstehende eigene Tod) sowie Größenideen in Form von besonderen Fähigkeiten, politischer oder religiöser Berufung.

1.3 Epidemiologie

Schizophrene Störungen treten weltweit ungefähr gleich häufig auf.

Wichtige Daten zur Prävalenz und Inzidenz:

- Das Lebenszeitrisiko liegt bei 1 %.
- Die Neuerkrankungsrate liegt bei ca. 2 bis 4 neuen Fällen pro Jahr und pro zehntausend Einwohner.
- 87 % der Patienten remittieren nach einer ersten psychotischen Episode.
- Etwa 82 % der Betroffenen haben innerhalb von fünf Jahren mindestens einen Rückfall (Robinson et al., 1999).
- 10 bis 12 % der Patienten bleiben über einen 15-Jahres-Follow-up-Zeitraum ohne weitere Symptome (Ohmori et al., 1999; Wiersma et al., 1998).

Wiederholt wurde darauf hingewiesen, dass ein Behandlungserfolg kein Alles-oder-Nichts-Prozess ist, sondern sehr häufig heterogen in unterschiedlichen Funktionsbereichen ist. Es gibt also mehr oder weniger Therapieerfolg oder eine mehr oder weniger vorhandene Restfunktionseinschränkung. Etwa 20 bis 30 % aller therapie-complianten Patienten sind nach internationalen Studien Non- bzw. Partialresponder (Davis et al., 1980; Lieberman et al., 1994).

Behandlungserfolg kein Alles-oder-Nichts-Prozess

Persistierende Positivsymptomatik hat eine Vielzahl ungünstiger Folgen:

- Es treten häufig negative Affekte wie Angst und Depression auf.
- Weitere Einschränkungen: Sozialer Rückzug, Einschränkung der Lebensqualität, Belastung des Familiensystems und Beeinträchtigung sozialer und beruflicher Integration.
- Bei 40 bis 50 % der bei der Erstuntersuchung wahnhaften Patienten zeigt sich während einer 8-Jahres-Katamnese eine Wahnsymptomatik.
- Bei 57 % der Patienten kommt es zu einem episodisch remittierenden und bei 43 % der Patienten zu einem chronischen Verlauf.
- Nur bei einem Drittel der Patienten wechselt die Wahnthematik.
- Eher ungünstige Verläufe bzgl. Symptomatik, allgemeinem Funktionsniveau, sozialer und beruflicher Integrationen bei schwerer initialer Wahnsymptomatik und bei im Vordergrund stehenden Fremdbeeinflussungserlebnissen und Verfolgungswahn.
- Die Suizidrate ist mehr als 30-mal erhöht im Vergleich zur Gesamtbevölkerung.

Insgesamt weisen empirische Ergebnisse jedoch auch darauf hin, dass Stimmenhören und wahnhafte Erlebnisse und Interpretationen auch außerhalb von psychiatrischen Störungen auftreten können. Dies macht deutlich, dass der qualitative Unterschied zwischen psychotischen Störungen und Erfahrungen in der Allgemeinbevölkerung, was ICD-10 und DSM-IV suggerieren, unangemessen ist. Psychotische Erfahrungsinhalte werden somit besser als ein Erfahrungskontinuum angesehen, an dessen einem Ende schwere seelische Störungen auftreten können. Diese so genannte *Kontinuitätshypothese* wird im Rahmen der Kognitiven Verhaltenstherapie bei persistierender Positivsymptomatik in der Psychoedukation genutzt. Das psychotische Erleben als extreme Form normalpsychologischen Erlebens darzustellen („Normalizing"), dient dabei der Entstigmatisierung (Kingdon & Turkington, 1994). Andererseits legitimieren solche Befunde, die die Kontinuitätshypothese untermauern, auch die Anwendung kognitiv-verhaltenstherapeutischer Ansätze.

Psychotisches Erlebnis eher ein quantitativer als ein qualitativer Unterschied

1.4 Differenzialdiagnosen

Wahnhafte und halluzinatorische Symptomatik können bei einer Reihe *anderer psychischer Störungen* auftreten, vor allem bei anhaltenden wahnhaften Störungen, affektiven Störungen mit psychotischen Symptomen (Depression oder Manie), schizoaffektiven Erkrankungen oder psychotischen Symptomen im Rahmen von posttraumatischen Belastungsstörungen. In einer Studie von Olfson et al. (2002) konnte an einer Stichtagserhebung an über 1.000 Patienten in einer repräsentativen Auswahl von Allgemeinarztpraxen eine Punktprävalenz von ca. 21 % psychotische Erlebnisse meist im Sinne von Stimmenhören nachgewiesen werden. Weniger als die Hälfte der Patienten (47,6 %) nahmen Neuroleptika ein.

PTSD nicht vergessen

1.5 Verlauf und Prognose

Die größte Variabilität im Verlauf *schizophrener Erkrankungen* findet sich in der initialen Phase der Erkrankung innerhalb der ersten fünf Jahre, wo sich ein Plateau hinsichtlich der Beeinträchtigung ausbildet (Ram et al., 1992). In einer Kohorte von ca. 1.400 ersterkrankten Patienten in Melbourne konnte gezeigt werden, dass der Prozentsatz der Patienten, die auch nach neun bzw. zwölf Wochen eine noch persistierende Positivsymptomatik aufwiesen, mit ca. 40 % bzw. 20 % relativ gering ausfällt (Edwards & McGorry, 2002). Vollständige Wiederherstellung wird häufig definiert als Vollremission der Positiv- und Negativsymptomatik und gleichzeitig volle soziale/berufliche Rollenfunktionsfähigkeit. Letzteres meint das Erfüllen altersangemessener Rollenerwartungen mit der Fähigkeit zu sozialer Interaktion und Ausführung von Alltagsaufgaben ohne Anleitung. In einer Längsschnittstudie an schizophrenen und schizoaffektiven Ersterkrankten über einen Nachuntersuchungszeitraum von fünf Jahren konnten Robinson et al. (2004) zeigen, dass nach 5 Jahren 47,2 % der Untersuchten eine Vollremission der Symptomatik und 25,5 % eine altersangemessene soziale Rollenfunktionsfähigkeit für die Dauer von zwei Jahren oder länger aufwiesen. Aber lediglich 13,7 % erfüllten die Kriterien einer vollständigen Wiederherstellung über zwei Jahre oder länger. Eine bessere kognitive Funktionsfähigkeit in der postakuten Stabilisierungsphase war mit vollständiger Wiederherstellung, angemessener Rollenfunktionsfähigkeit und Symptomremission verbunden. Dabei sagte eine kürzere Zeitspanne vor einer gezielten Behandlung, vollständige Wiederherstellung und psychopathologische Vollremission voraus. Nur wenige Studien liegen vor, die schizophrene Patienten über die mittleren Lebensdekaden hinaus im Verlauf beobachtet haben (Bleuler, 1976; Ciompi, 1980). Diese zeigen einen diskreten klini-

„Recovery" wie oft?

schen Besserungstrend und eine Abnahme positiver Symptome mit zunehmendem Lebensalter. Grundsätzlich können auch nach Jahren von Symptomfreiheit noch Rückfälle auftreten (Bleuler, 1976).

Wahnhafte Symptomatik fluktuiert

Hinweise auf eine gewisse Variabilität der *wahnhaften Symptomatik* im Zeitverlauf zeigten sich in einer Längsschnittuntersuchung über 12 Monate von Appelbaum et al. (2004), bei der Patienten mit im Vordergrund stehender wahnhafter Symptomatik in 10-Wochen-Abständen nachexploriert wurden. Lediglich 36 % der insgesamt über 1.130 Patienten zeigten bei mindestens einer Nachexploration eine stabile wahnhafte Symptomatik, bei mehr als zwei Explorationszeitpunkten nur noch 23 %. Die Persistenz von wahnhafter Symptomatik stand in Verbindung mit der Diagnose einer Schizophrenie, hoher psychopathologischer Gesamtgestörtheit und damit, dass der Patient in der Vergangenheit auf der Basis von wahnhafter Symptomatik gehandelt hat. Das Persistieren von wahnhafter Symptomatik mit hoher emotionaler Beteiligung ging mit deutlicher Beeinträchtigung der Rollenfunktionsfähigkeit und einer erhöhten Rehospitalisierungswahrscheinlichkeit im Verlauf einher (Harrow et al., 2004). Allerdings zeigten die frühen Untersuchungen von Jorgensen (1994) an einer kleineren Gruppe von Patienten (N = 88) im 2-, 4- und 8-Jahres-Follow-up, dass 43 % der Patienten mit wahnhafter Symptomatik einen chronifizierten Verlauf aufwiesen. Hierbei trat die massivste Beeinträchtigung der Rollenfunktionsfähigkeit bei Beziehungs- und Beeinträchtigungserleben auf, weniger bei Schuldgefühlen und anderen Themen. Das relative Risiko für erfolgte Suizide war bei chronifiziertem Wahn um das 31,5-fache erhöht.

2 Störungstheorien und -modelle

2.1 Dopamin als der Wind im Feuer der Psychose und aktivierte Hirnzentren

Es gibt eine Reihe empirischer Befunde (Kapur, 2003), die für die Bedeutung einer Dopamindysregulation bei der Entstehung psychotischer Symptome sprechen und die Anwendung der antipsychotischen Basistherapie neurobiologisch begründen.

Indizien dopaminerger Imbalace

Befunde, die für eine Dopamindysregulation sprechen:
– Ergebnisse von *Bildgebungsverfahren* wie der Positronenemissionstomographie (PET) oder der Single-Photon-Emissionscomputertomographie (SPECT): Die meisten als wirksam bekannten Neuroleptika binden an die dopaminergen D_2-Rezeptoren. – *Stimulanzien*, die zu einer vermehrten Ausschüttung von Dopamin führen, können experimentelle Psychosen induzieren. – *Histologische Untersuchungen* in post mortem Gehirnen von schizophrenen Patienten geben Hinweise auf vermehrte Dopaminaktivität. Diese Befunde sind jedoch nicht eindeutig von Medikamenteneffekten nach langjähriger neuroleptischer Behandlung zu trennen. – In akuten psychotischen Zuständen wird *Dopamin vermehrt* synthetisiert, es wird auf die Vorbereitung einer Impulshandlung hin vermehrt ausgeschüttet und ist im synaptischen Spalt vermehrt nachweisbar. Es zeigt sich eine eher präsynaptische Dopamin-Fehlregulation und weniger eine Veränderung der Anzahl der Dopamin-Rezeptoren.

Dopamin-überschuß nur sekundär?

Insgesamt gibt es für diese sog. *Dopaminhypothese der Positivsymptomatik* die meisten empirischen Belege. Relativierend muss jedoch angemerkt werden, dass die Fehlregulation dopaminerger Aktivität im Gehirn von Menschen mit schizophrenen Störungen keineswegs die einzige Form von neurobiologischer, zerebraler Stoffwechselabweichung darstellt und auch nicht ganz geklärt ist, ob die Fehlregulation dopaminerger Aktivität überhaupt primär ist. Unklar ist, inwieweit die mesolimbische Dopaminüberaktivität primär ist oder sekundär eine Folge von Hypofrontalität, ob sie also Folge einer glutaminergen Unterfunktion (Carlsson et al., 1997; Goff & Coyle, 2001; Javitt et al., 1996) oder sekundär Folge einer zu Grunde liegenden neuronalen Entwicklungsstörung (Harrison, 1997; Keshavan, 1999) ist. Die Dysregulation der dopaminergen Aktivität konnte lediglich als „state marker" nachgewiesen werden. Die *Ergebnisse der funktionellen Bildgebung zu wahnhafter Symptomatik* (Blackwood et al., 2001) sprechen für einen zweistufigen Prozess. PET- und SPECT-Studien betonen v. a. die Rolle der *Amygdala* und des ventromedialen *Präfrontalkortex*. Die Amygdala ist für die automatische, sehr schnelle Verarbeitung von potenziell bedrohlichen Informationen nötig, während der Ventromedialkortex dieser Wahrnehmungsrepräsentation (Perzept) die emotionale und soziale Bedeutung solcher und ähnlicher Situationen in der Vergangenheit zuordnet und so die angemessenen emotionalen Konsequenzen aktiviert. Überaktivierungen der Amygdala würden so eine Verzerrung der Informationsselektionen in Richtung auf ein Präferieren potenziell bedrohlicher Reize begründen, eine Überaktivierung des ventromedialen Präfrontalkortex hingegen die vorschnelle Interpretation von eigentlich neutraler Information als bedrohlich (vgl. kognitive und emotionale Prozesse, s. u.).

Sprachzentren und akustische Halluzinationen

Insgesamt gibt es bezüglich der neueren *Ergebnisse funktioneller Bildgebung zur Entstehung akustischer Halluzinationen* eine gewisse Konvergenz. Sie machen für das Stimmenhören im Wesentlichen Defizite im Bereich der frontalen motorischen und prämotorischen Areale sowie der temperoparietalen Sprachareale (rezeptives Sprachverständnis) verantwortlich, die für die Dekodierung und Enkodierung von Sprache notwendig sind. Für normale Sprachfunktionen ist eine intakte Verbindung zwischen den frontoparietalen und temporalen sprachlichen Hirnbereichen notwendig (tractus-fronto-pario-temporalis). Genau diese konnte aber in der funktionalen Bildgebung als beeinträchtigt nachgewiesen werden (Hubl et al., 2004). Weiter konnte gezeigt werden, dass während des Auftretens akustischer Halluzinationen bei schizophrenen Patienten im primären auditorischen Kortex sowie in anderen sprachassoziierten Gebieten eine vermehrte Aktivität auftrat. Passend zu dem Aktivsein der Sprachzentren während des Auftretens akustischer Halluzinationen konnte gezeigt werden, dass schizophrene Patienten mit Halluzinationen und Wahn im Gegensatz zu solchen, die diese Symptomatik nicht hatten und Normalprobanden, selbst bzw. von anderen gesprochene Worte schlechter unterscheiden konnten. Hierbei handelte es sich nicht um ein unspezifisches Wahrnehmungs- oder Diskriminierungsdefizit, da bei der Kontrollbedingung die Unterscheidung von mit Hintergrundrauschen präsentierten Worten, die von männlichen versus weiblichen Sprechern gesprochen worden waren, nicht beeinträchtigt war (Allen et al., 2004). Diese Ergebnisse unterstützen die Hypothese, dass *akustische Halluzinationen fehlattribuierte innere Sprache* sein könnten. Dieses „*Externalisierungsdefizit*“ nimmt bei größerer Häufigkeit akustischer Halluzinationen und bei negativenaffektiven Stimuli zu, korreliert jedoch nicht mit genereller psychopathologischer Gestörtheit und Ausmaß der Wahnsymptomatik. Dass die Unterscheidungsprobleme auch beim Wiedererkennen auftraten, bei dem keine Handlungsintention gebildet werden musste, spricht dafür, dass nicht zwingend ein zentrales Monitoring-Defizit angenommen werden muss. Frith hatte postuliert, dass Stimmenhören daraus resultiert, dass durch eine Schwäche der zentralen kognitiven Überwachungsfunktion, die Handlungsintention („Ich will das und das sagen“) nicht mehr mit dem gehörten Sprechakt („Was ich sage“) zusammengebracht werden kann und daher als fremd oder von außen kommend erlebt wird (Frith et al., 2000). Dies gilt vor allem dann, wenn die Stimuli negativ-emotionaler Art sind.

2.2 Die Salience-Hypothese

Viele der gegenwärtigen Erklärungsansätze basieren auf der *„incentive/ motivational salience hypothesis"* (Berridge & Robinson, 1998). Sie erklärt, warum zufällige Nebenaspekte einer Situation plötzlich in der Psychose eine ungewöhnliche Bedeutung gewinnen. Die Salience-Hypothese (Kapur, 2003) geht davon aus, dass das mesolimbische Dopaminsystem z. B. Wahrnehmungen, Erfahrungen, Gedanken eine motivationale Bedeutung zuordnet, die der Situation nicht angemessen ist. Dopamin vermittelt die Bedeutung von Handlungen, d. h. von welchen Handlungen erwartet werden kann, dass sie zur Belohnung führen oder aber zur Bestrafung. An sich neutrale und üblicherweise gar nicht weiter beachtete Ereignisse werden über das vermehrte Dopamin mit dem Belohnungs- bzw. Bestrafungssystem verbunden. So wird z. B. das „Zufällige-in-der-Straßenbahn-Angeblicktwerden" als Ausdruck von absichtsvoller Beobachtung wahrgenommen. Beispiele aus Selbstberichten für solche Veränderungen der Wahrnehmung von Patienten sind (Kapur, 2003): „Plötzlich war ich irgendwie hellhöriger.", „Meine Sinne waren irgendwie geschärft oder kleine Details in meiner Umgebung konnten bereits meine Aufmerksamkeit erwecken.", „Es war als wenn Teile meines Gehirns plötzlich erweckt werden, die vorher eben geschlafen hatten.", „Irgendwie mal waren meine Sinne viel schärfer als sonst. Ich bemerkte Dinge, die ich vorher nicht bemerkt hatte."

Dopamin und Figur-Grund-Wahrnehmung

2.3 Der Wahn als subjektives Erklärungsmodell und fehlerhafte kognitive Prozesse

Die Inhalte psychotischer Symptome (Stimmen, Wahn) werden durch den *kulturellen Kontext und den lerngeschichtlichen sowie aktuellen situativen Hintergrund* geprägt (Garety & Freeman, 1999; Roberts, 1992), denn psychotische Wahrnehmungen und Schlussfolgerungen werden in übergeordneten Schemata eingebettet. Patienten berichten über eine Reihe von *Wahrnehmungsstörungen* im Vorfeld der schrittweisen Entwicklung wahnhafter Symptome. So berichten sie beispielsweise, dass dieses Gefühl einer besonderen Herausgehobenheit des Beobachtbaren oft auch über den Wahrnehmungseindruck zeitlich hinweg fortdauert. „Es war so als konnte ich Gerüche oder auch bestimmte Bilder viel länger und lebhafter halten." Im Laufe der Zeit entwickelt sich auf Grund des „Hervorspringens" von Aspekten ursprünglich „im Hintergrund" befindlicher innerer und äußerer Wahrnehmungen in einem nächsten Stadium eine gewisse ängstliche Grundgestimmtheit und Verwirrtheit. Diese versucht der Patient mit subjektiven Erklärungsmodellen zu füllen, um sein diffuses Gefühl von Bedrohtheit zu klären: „Ich spürte irgendwie, dass [diese Einzelheit] eine absolut über-

Wahn als Erklärungsversuch des Patienten

zeugende Bedeutsamkeit besitzen müsste, es fühlte sich irgendwie so an, als würde sich dieses Teil in das Puzzle einfügen." Angstgefühle und ein anfangs vielleicht noch diffuses Gefühl von Bedrohtheit (Wahnstimmung) führen dann zu subjektiven Erklärungsmodellen des Verfolgtwerdens. Das Gefühl, in auffällig intensiver Weise in der Straßenbahn angeschaut zu werden, führt über Verunsicherung und schließlich Angst dazu, dass der Patient sich diese Aufmerksamkeit erklärt: „Die beobachten mich seit neuestem alle, weil ...".

Das langsame Verdichten von Erfahrung

Der *Wahn* wird in vielen ätiologischen Ansätzen *als Erklärungsmodell* für unverständliche, vor allem innere (Freeman et al., 2004) Erfahrungen gesehen. Beispiele für solche verunsichernden Erfahrungen sind Stimmenhören, Bedeutungserleben, vermehrtes Hervorspringen emotionaler und wahrnehmungsbezogener Erfahrungen: „Alles Gefühlsmäßige im Augenblick war irgendwie wichtiger, z. B. wenn wir einen Familienausflug machten, also wer sich gerade wie fühlt, gar nicht ob wir die richtige Abfahrt genommen hatten mit dem Auto ..." (Zitat eines Patienten über die Wahrnehmungsveränderung). Zur manifesten Krankheit werden solche veränderten Wahrnehmungen und deren Erklärungsmodelle nur dann, wenn der Patient beginnt, über diese Erfahrung mit anderen zu sprechen bzw. wenn dieses veränderte Erleben sich in situationsunangemessene Affekte und Handlungen umsetzt. In *sozial-kognitiven Erklärungsansätzen* der Entstehung *von* (z. B. Verfolgungs-)*Wahn* vollzieht sich die Wahnentwicklung analog zum Aufbau sozialen Wissens in *zwei Schritten* (Blackwood et al., 2001): (1) *Selektion sozialer Informationen* aus der Umgebung, die in Bezug auf die eigene Person bedeutsam sind, (2) *Schlussfolgerungen* über die Intention anderer gegenüber der eigenen Person, um das eigene Verhalten zu steuern. Solche Schlussfolgerungen werden von Selbstschemata gesteuert, die autobiographische Informationen über die eigene Person, relevante soziale Beziehungen und soziale Situationen enthalten. Dass schizophrene Menschen umgebungsbezogene Informationen mit bedrohlichem Inhalt selektiv präferieren wird eher als „state-marker" gesehen, da diese Wahrnehmungsverzerrung mit der Symptomatik remittiert. Zu *abweichenden Schlussfolgerungsprozessen bei Wahnsymptomatik* liegt eine Reihe von attributionstheoretischen Befunden vor. Sie sind im Wesentlichen als Zuspitzungen normalpsychologischer Verzerrungstendenzen (Attributionsstile) zu werten. So findet sich eine Tendenz zu vorschnellem Schlussfolgern *(„jump to conclusion bias"),* d. h. auf der Basis minimaler Ausgangsinformation werden sehr frühzeitig weitreichende Schlussfolgerungen mit hoher Überzeugungsstärke gezogen. Experimentalpsychologisch konnte dabei aber gezeigt werden, dass das Defizit von Patienten mit Wahn v. a. auf eine zu kurze Informationssammlung zurückgeht und weniger der Schlussfolgerungsprozess selbst fehlerhaft ist. Weiter wird als Beispiel für defizitäres Schlussfolgern bei Patienten mit Wahn die Akzentuierung des *„self-serving bias"* herangezogen, d. h. die Tendenz, positive Ereignisse

Der „Doppelschritt" der Wahngenese

dem Selbst und negative Ereignisse äußeren Umständen oder gar übelwollenden Absichten anderer zuzuschreiben. Verfolgungswahn wird so z. B. als Ausdruck einer Selbstwert- und Selbstkonzeptentlastung gesehen.

„Filterstörung"

Beide Erklärungsmodelle (Filterdefizit und pathologische Schlussfolgerung) wurden aufgeführt, da sie oft psychoedukativ als didaktische Analogien in der kognitiven Therapie bei Wahn herangezogen werden. Als Ätiologiekonzept greifen sie allerdings zu kurz. Denn die latente Inhibition etwa – oft als Beleg für defizitäre Informationsselektion herangezogen – wird durch die neuroleptische Behandlung nicht normalisiert, trotz Symptomverbesserung. Auch im Längsschnitt hängt sie nicht mit der Zu- bzw. Abnahme von Positivsymptomatik zusammen. Ebenso konnte ein verzerrtes Schlussfolgern in empirischen Längsschnittstudien nur unzureichend mit der Zu- oder Abnahme von Wahn zusammengebracht werden (Blackwood et al., 2001). So zeigte sich hier eher ein Zusammenhang mit unspezifischen Demoralisierungseffekten, jedenfalls bei Patienten, die eine mehr oder weniger chronisch wahnhafte Symptomatik aufwiesen (Freeman et al., 1998).

Defizite der Perspektivenübernahme sind es nicht

Das *„theory of mind deficit"* oder die *„deficits in mentalizing ability"* (Frith et al., 2000) werden in kognitiven Modellen zur Erklärung von z. B. Verfolgungswahn, wahnhafter Personenverkennung und kommentierenden Stimmen herangezogen. Defizite in der Fähigkeit, Gedanken, Überzeugung und Intentionen anderer zu erschließen und eine erhöhte Tendenz vieldeutiges Material als extern statt selbstgeneriert wahrzunehmen sind Beispiele hierfür. Längsschnittuntersuchungen (vgl. zur Übersicht: Blackwood et al., 2001) zeigen aber, dass diese Defizite mit der Symptombesserung remittieren. Vor allem sind sie bei Negativsymptomatik und bei Denkstörungen stärker ausgeprägt und nicht etwa bei Positivsymptomatik – wie aus diesen theoretischen Überlegungen heraus *ja eigentlich* zu erwarten wäre. Insofern stellt auch dieses Modell gegenwärtig kein überzeugendes Erklärungsmodell für wahnhafte Symptomatik dar.

2.4 Die Salience attenuation-Hypothese der Neuroleptikawirkung

Konditionierung und Antipsychotika

Von Antipsychotika wird angenommen, dass sie als Dopaminantagonisten das in Kapitel 2.2 beschriebene unangemessene Bedeutsamkeitserleben schwächen *(Salience attenuation-Hypothese)*. Es gibt hierzu eine Reihe mehr oder weniger indirekter Belege (Kapur, 2003). So werden bei Gabe von Antipsychotika aversive Konditionierungen geschwächt, berichten Patienten bei typischen Neuroloptika über die Nebenwirkungen reduzierter Motivation, Interessen- und Affektnivellierung bis hin zum ausgeprägten

Bild einer pharmakogenen Negativsymptomatik. Ein weiterer indirekter Beleg wird hierfür in der hohen Prävalenz von dopaminerg stimulierendem Drogenabusus (z. B. Cannabis und Alkohol als Selbstmedikationsversuch) gesehen. Auch der verzögerte Wirkeintritt von Neuroleptika wird im Rahmen dieser sogenannten „Salience attenuation"-Hypothese damit erklärt, dass sich zunächst einmal durch Dopaminblockade die übertriebene Bedeutung wahrgenommener und gespeicherter Informationen abschwächen muss und sich neue übertriebene Bedeutungen dann nicht mehr bilden. Diese Annahme entspricht auch den Aussagen der Patienten über die einsetzende Wirkung der Neuroleptika. Die psychotische Idee oder Wahrnehmung wird nicht unmittelbar bei der ersten Medikamenteneinnahme aufgegeben. Vielmehr berichten die Patienten, dass sie einfach nicht mehr so massiv durch das psychotische Erleben „bedrängt" werden. Dies entspricht auch den Bewertungen psychotischer Symptome in psychopathologischen Ratingskalen: Die Symptomschwere wird abgeschätzt nach dem Grad, in dem der Patient in seinem Empfinden und Verhalten im Alltag absorbiert ist. Erst allmählich setzt durch das Andauern der dopaminergen Blockade in den Folgewochen ein Dekonstruktionsprozess der psychotischen Erfahrungen ein. Bei wenigen Patienten verschwinden die psychotischen Inhalte vollständig aus dem Bewusstsein. Die Symptomremission impliziert also Prozesse, die dem Umgang mit anderen Befürchtungen wie Löschung, Einkapseln oder auch kognitiver Umstrukturierung recht ähnlich sind. Dies bedeutet, dass die Neuroleptika selbst nicht zu einer kognitiven Umstrukturierung führen, sondern lediglich jene übermächtige Bedeutsamkeit schwächen und so dem Patienten die Möglichkeit verschaffen, seine persönlichen Lösungen im Umgang mit den Inhalten zu finden. In Remissionsphasen treten die psychotischen Inhalte in den Hintergrund des Bewusstseins, während bei Rückfällen in Folge des Sistierens der neuroleptischen Normalisierung der dopaminergen Dysregulation diese Inhalte dann wieder in den Vordergrund treten.

Neuroleptikawirkung im Erleben des Patienten

2.5 Die Rolle der Emotionen bei der Entstehung, Ausgestaltung und Aufrechterhaltung von wahnhafter und halluzinatorischer Symptomatik

Auch affektiven Prozessen wird bei der Entstehung, der inhaltlichen Ausgestaltung und der Chronifizierung wahnhafter und halluzinatorischer Symptomatik ein wichtiger Stellenwert zugeschrieben (Freeman & Garety, 2003). Hierdurch wird im Übrigen auch die *qualitative Trennung zwischen „neurotischen" und „psychotischen Prozessen" fundamental angezweifelt.* Dies ergibt dann auch bzgl. der Wahl möglicher kognitiv-verhaltenstherapeutischer Ansatzpunkte interessante Anregungen.

Emotionen sind bedeutsam

Epidemiologische Befunde zur Legitimation, warum Emotionen bei Wahn und Halluzination bedeutsam sind:

- Affektive Merkmale wie Ängstlichkeit (vor allem soziale Ängste) in frühen Entwicklungsphasen sagen eine spätere schizophrene Erkrankung voraus.
- Die prodromale Phase in den Wochen und Monaten vor einer späteren schizophrenen Störung ist sehr häufig durch Affekte wie Angst, Depressivität und vermehrte emotionale Irritierbarkeit gekennzeichnet.
- Die Komorbidität von schizophrenen Störungen und Angst bzw. Depression ist hoch.

Emotionsthema und Wahninhalt

Emotionen wie Angst, Depressivität und Ärger werden als interne Stressquelle angesehen (Herz et al., 2000; Hogarty & Flesher, 1999), die nach dem Vulnerabilitäts-Stress-Kompetenz-Modell die Rückfälle und Verschlechterung halluzinatorischer oder wahnhafter Symptomatik (mit-)bedingen können. Auch die Idee, dass bestimmte *Emotionsthemen mit bestimmten Wahninhalten in Zusammenhang* stehen, ist nicht neu. Bereits Bleuler hatte die Vorstellung, dass sich in den Wahninhalten Wünsche und Ängste der Betroffenen wieder finden (Bleuler, 1911). Auch die moderne kognitive Therapie wahnhafter und halluzinatorischer Symptome sieht einen zumindest partiellen Zusammenhang der Stimmen- und Wahninhalte mit lerngeschichtlich gewachsenen irrationalen Grundüberzeugungen des Patienten über andere, Zukunft und Selbst. Sie kreisen um die Kernthemen wie Gutsein-Schlechtsein, Leistungsmotivation-Versagensangst, Akzeptanz-Zurückweisung oder Überlegenheit-Unterlegenheit. Der Versuch einer Gegenüberstellung bestimmter Wahnthemen mit bestimmten Emotionsthemen findet sich in Tabelle 1.

Meidung und Erwartungsängste als Chronifizierungsrisiken

Affektive Prozesse tragen auch zur Chronifizierung wahnhafter und halluzinatorischer Symptomatik bei. Sie im klinischen Einzelfall genau zu kennen, ist bedeutsam für die Wahl des individuellen therapeutischen Vorgehens: *Angst* nimmt hierbei eine führende Rolle ein. Sie motiviert verhaltensbezogene und kognitive Meidung oder lenkt auch die Aufmerksamkeit in einer Weise, die Stimmenhören oder wahnhafte Befürchtungen verstärkt. *Erwartungsängsten* kommt als Auslöser Bedeutung zu („Es könnte wieder schlimmer werden"). Diese werden häufig durch Vermeidung aufrechterhalten („Ich höre da einfach nicht hin", „Wenn die mich beobachten, dann ignoriere ich das einfach"). Hierfür gibt es bisher nur eher indirekte Belege, z. B. dass Intrusionen bei Stimmenhörern, die eine verstärkte Meidungstendenz aufwiesen, häufiger waren (Morrison & Baker, 2000). Wahnsymptome werden möglicherweise durch ähnliche Gesetzmä-

Tabelle 1:
Wahninhalte und Emotionsthemen

Emotionen	Hauptthematik der Emotionen	Wahninhalt (Beispiele)
Angst	Antizipation von – körperlicher, – sozialer oder – psychologischer Bedrohung	– *Beziehungsideen:* Passanten beobachten mich – *Verfolgungsideen* – *Beeinträchtigungsideen:* Passanten sagen Negatives hinter meinem Rücken über mich
Depressivität	– Verlust – geringes Selbstwertgefühl – Schuld – Scham	– *Schuld:* Ich habe meine Familie ruiniert – *Verfolgung:* Andere sind hinter mir her, weil ich in der Vergangenheit Schlimmes angerichtet habe – *Katastrophisierung:* Das Ende der Welt steht bevor und es ist alles meine Schuld
Ärger	– Gefühl von Frustration, bestimmte Ziele nicht erreicht zu haben	– *Verfolgung:* Die anderen machen Sachen, um mich fertig zu machen
Gefühle des Glücklichseins	– Erfolg – Leistung – hohe Selbstachtung	– *Grandiosität:* Ich habe ganz spezifische Fähigkeiten oder Beziehungen zu einer berühmten Person
Ekel	Irgendetwas – anstößig – Ekel erregend oder – abstoßend finden	– *Verfolgung:* mein Essen ist vergiftet – *Hypochondrisch:* meine Eingeweide verfaulen – *äußere Erscheinung:* mein Körper ist hässlich und missgestaltet (dysmorphophober Wahn)
Eifersucht	– Angst, Zuneigung von jemand anderem zu verlieren	– *Eifersucht:* meine Frau schläft mit anderen Männern in unserem Ehebett, während ich schlafe

ßigkeiten aufrechterhalten wie bei Angststörungen. Hierfür spricht, dass Menschen mit Verfolgungsideen *Sicherheitsverhalten* zeigen (Freeman et al., 2001). Diese Form eines Meidungsverhaltens verhindert dann i. S. einer sich selbst erfüllenden Prophezeiung, dass der (wahnhaften) Erwartung widersprechende Erfahrungen gemacht werden können. Z. B. konnte der vermeintliche Eindringling, der in Abwesenheit des Patienten immer die eigene Wohnung durchwühlte, gar nicht reingelangen, weil auf Grund

Sicherheitsverhalten

dieser Annahme zuvor die Schlösser an der Wohnungstür ausgetauscht worden waren.

Bedrohliches wird bevorzugt

Vermehrte Selbstaufmerksamkeit ist sowohl für das Absinken der Wahrnehmungsschwelle beim Stimmenhören bedeutsam als auch für vermehrtes Grübeln bzgl. wahnhafter Kognitionen. *Selektive Begünstigung der Wahrnehmung und Erinnerung von Informationen, die mit Bedrohung verbunden sind*, begünstigen ebenfalls mit wahnhaften Erwartungen übereinstimmende Erfahrungen. Im Sinne eines Teufelskreises steuern solche Erfahrungen dann wieder nachfolgende Wahrnehmungs- und Abrufprozesse, bzw. motivieren hieraus resultierendes Meidungsverhalten (Garety et al., 2005).

Der Bewertung von Erfahrungen kommt in all diesen Ansätzen eine entscheidende Rolle zu (Chadwick & Birchwood, 1994). Konsequenterweise hat die Veränderung von Bewertungsprozessen (z. B. die der gehörten Stimmen) in der Therapie eine zentrale Rolle. Depressiver Affekt, Hoffnungslosigkeit und auch Aggressivität resultieren häufig aus der Macht, die diesen Stimmen auf das eigene Leben vom Stimmenhörer zugeschrieben werden.

Panikzyklus als Analogie

Zur *Erklärung der Chronifizierung von Halluzinationen* werden Mechanismen *analog zum Panikzyklus* angewendet (Morrison, 1998). Erwartungsängste und Katastrophisieren, sowie Bewertungen der Stimmen („Ich werde verrückt", „Die Stimmen sind nicht kontrollierbar", „Das hört ja nie auf" usw.) halten einen vermehrten Selbstfokus der Aufmerksamkeit aufrecht und reduzieren so die Wahrnehmungsschwelle gegenüber den Stimmen. Auch die daraus resultierenden Sicherheitsverhaltensweisen und die Auswirkung auf die Wahrnehmung (vermehrte Sensitivität gegenüber Bedrohungsinformation) wirken aufrechterhaltend. Für die Richtigkeit einer solchen Analogie zum Panikzyklus sprechen eine Reihe von Einzelbefunden: Starke *Emotionen* wie Traurigkeit, Ängstlichkeit oder Ärger (Nayani & David, 1996) und Panikgefühle (Allen et al., 1998) konnten *als Auslöser* von Stimmenhören nachgewiesen werden. Für die Bedeutung einer erhöhten *Selbstaufmerksamkeit* spricht, dass sie mit lauteren und invasiveren (Morrison & Haddock, 1997) sowie unkontrollierbareren und bedrohlicheren Stimmen verbunden war (Baker & Morrison, 1998). Die Rolle von *Bewertungsprozessen* unterstreicht, dass Stimmenhörer mit einer psychotischen Störung Stimmen meist negativer (z. B. übel wollend) und weniger kontrollierbar bewerten Stimmenhörer in der Allgemeinbevölkerung ohne psychotische Symptome (Honig et al., 1998) und sie darüber hinaus einen geringeren Selbstwert aufwiesen (Chadwick & Birchwood, 1994; Close & Garety, 1998). Hierbei ist zu bedenken, dass nicht nur die Semantik der Stimmeninhalte (Was sagen die Stimmen?) für deren affektive Tönung entscheidend ist, sondern auch etwa die Modulation der Stimmen (In welchem Tonfall sprechen die Stimmen?) und der Zeitpunkt ihres Auftretens.

In neuerer Zeit wird auch die *Bedeutung von Metakognitionen* betont. Sie spielen eine Rolle bei der Neigung akustische Halluzinationen zu entwickeln und bei deren Aufrechterhaltung und Chronifizierung (Morrison et al., 2003) analog zu Angststörungen. So nimmt das *Self-Regulatory Executive Function-Modell (S-REF-Modell;* Wells & Davies, 1994) an, dass Symptome durch ungünstige Metakognitionen aufrechterhalten werden. Nicht nur das Stimmenhören selbst belastet, der Patient fühlt sich auch verunsichert und dünnhäutig etc., *weil* er hierdurch belastet ist. Für akustische Halluzinationen konnte gezeigt werden, dass Stimmenhörer stärker ausgeprägte dysfunktionale Metakognitionen aufweisen (Morrison et al., 2003). Sich Sorgen wurde einerseits von Stimmenhörern als positive Bewältigungsstrategie eingeschätzt, zeitweise aber auch als unkontrollierbar und gefährlich bewertet. Patienten, die sich wegen der Stimmen sorgten, zeigten geringes Vertrauen in die eigene Realitätsorientierung und in die Steuerbarkeit eigener Kognitionen. Selbstvorwürfe wegen negativen Denkens waren häufig. Zu kritisieren ist allerdings, dass es sich um eine Querschnittsstudie handelt; die dysfunktionalen Metakognitionen im Vergleich zu Angstpatienten und Nichtpatienten sind bei Patienten, die Stimmenhören aber keine Wahnsymptomatik aufweisen, und solchen mit wahnhafter Symptomatik ohne akustische Halluzinationen in gleichem Maße hoch ausgeprägt. Da es sich nicht um eine Längsschnittsstudie handelt und weder die Schwere der psychopathologischen Symptomatik hinreichend erfasst wurde, noch die Depressivität oder die generelle Selbstwirksamkeit, kann die Untersuchung die ätiologische Spezifität für das Stimmenhören bisher nicht hinreichend belegen. Trotzdem erklärt das S-REF-Modell auf plausible Weise die Chronifizierung von Stimmenhören durch erhöhte selbstfokussierte Aufmerksamkeit, exzessive Überwachung von Gefahrenreizen, starke Grübeltendenz, Aktivierung von dysfunktionalen Grundannahmen und Selbstregulationsstrategien, die maladaptives Selbstwissen unzureichend modifizieren.

Metakognitionen und Persistenz von Symptomen

3 Diagnostik und Indikation

3.1 Verhaltenstherapeutische Fallkonzeptualisierung verändert an sich

Meist ist der Patient während des klassischen Arzt-Patient-Kontaktes daran gewöhnt, dass bei einer Ja-Nein-Abfrage des Vorhandenseins bzw. Fehlens bestimmter Symptome Halt gemacht wird. Etiketten wie „Schizophrenie“

hat der Patient häufig im Vorfeld der Behandlung als stigmatisierend und sein Selbstwertempfinden beeinträchtigend erlebt. *Stigmatisierungserfahrungen* bestehen nicht nur in der sozialpsychologischen Außenwirkung: „Was denken die anderen, wenn sie wissen, dass ich jemand mit einer schizophrenen Erkrankung bin?“, sie wirken auch auf der Selbstkonzeptebene („Bin ich das, wofür man gemeinhin schizophrene Menschen hält: gefährlich, lebensuntüchtig, eine Belastung für meine Umwelt?“). Durch die gemeinsame Erarbeitung der Fallkonzeptualisierung jedoch verändert sich auf der Beziehungsebene zum Therapeuten viel. Der Patient beginnt zu erleben, dass der Behandler sich für seine persönlich wichtigen Erfahrungen interessiert und deren lebensgeschichtliche und personenbezogene Hintergründe (z. B. von Stimmenhören) zu verstehen versucht.

Therapeut und Patient erarbeiten ein gemeinsames Arbeitsmodell

Weiterhin ist das *„Arbeitsmodell“* analog zur Behandlung – etwa der Panikstörung (Teufelskreis der Panikgenese) – eine Möglichkeit, das Auftreten der psychotischen Symptome (z. B. Stimmenhören) in einen Zusammenhang zu rücken. Der Patient lernt, dass es innere und äußere Situationen gibt, die zum Auftritt z. B. aggressiver oder abwertender Stimmen führen. Er begreift, dass seine Bewertung der Stimmen als omnipotent und ihm überlegen z. B. dazu führt, dass er deprimiert ist und an Suizid denkt. So beginnt er langsam, das als schicksalhaft erlebte, psychotische Geschehen als einer Gesetzmäßigkeit folgend neu zu erleben. Wenn man aber Regeln erkennt und Zusammenhänge begreift, können auch Ansatzpunkte zu einer therapeutenbegleiteten Veränderung gefunden werden. Dies kann die Hoffnung des Patienten auf Kontrollierbarkeit seiner Symptome stärken und auch eine mögliche Aussöhnung mit der Erkrankung (Adaptation) kann erfolgen.

Wichtig ist eine ausführliche Zusammenstellung der verschiedenen Problembereiche vor Behandlungsbeginn und der daraus resultierenden Ziele

Kriterien zur Festlegung der Reihenfolge der Problembearbeitung in der kognitiven Therapie der Positivsymptomatik:

1. Probleme, die drängen (z.B. Gefährdung des Arbeitsplatzes) und die Sicherheit des Patienten oder seiner Umgebung betreffen (Risikomanagement).
2. Probleme, die am ehesten rasch mit Erfolg bearbeitet werden können, Belastung reduzieren und so den Patienten bzgl. der Behandlung schnell zuversichtlich machen.
3. Probleme, für deren Angehen die Motivation des Patienten am höchsten ist.
4. Probleme, die Kernthemen (z. B. dysfunktionale Grundannahmen), welche mehreren Problembereichen zu Grunde liegen, betreffen.

Was zuerst angehen?

und anzuwendenden verhaltenstherapeutischen Methoden, da sich die *Sequenz der Interventionen* an bestimmten Regeln orientieren muss (vgl. Kasten), um sich zunächst eine Gesamtübersicht zu verschaffen.

Daneben wird die Reihenfolge der Problembearbeitung auch ganz allgemein dadurch bestimmt, in welchen Bereichen der Patient über Ressourcen und angemessene und effiziente Selbsthilfestrategien verfügt. Die Funktionsanalyse von Stimmenhören und wahnhaften Ängsten liefert schließlich auch Informationen darüber, welche aufrechterhaltenden Bedingungen (z. B. soziale Isolation, Selbstwert- und Sinndefizite) zuerst angegangen werden müssen, bevor psychotische Symptome therapeutisch erfolgversprechend fokussiert werden können. Neben Instrumenten wie dem PSYRATS (vgl. Kapitel 3.2 und Anhang, S. 98) kann im Therapieverlauf das Führen von Symptomtagebüchern extrem wichtig sein. Auch hier erlebt der Patient wieder schrittweise eine vermehrte Kontrollierbarkeit, da er systematische Zusammenhänge zwischen vorangehenden Auftretensbedingungen, in dem vermehrten oder stärker aversiven Auftreten der Symptomatik und deren Folgen wahrzunehmen lernt. Die Arbeitsweise mit Symptomen wird in Kapitel 4.2 dargestellt.

Symptomtagebücher und Skalen zur Fortschrittskontrolle

3.2 Instrumente zur Erfassung halluzinatorischer und wahnhafter Symptomatik

Zur Erfassung schizophrener Störungen und der damit verbundenen Beeinträchtigungsaspekte liegen zwischenzeitlich eine Reihe bewährter Instrumente vor (vgl. im Überblick Vauth & Stieglitz, 2001). Eine zuverlässige *Diagnosenstellung* ist mit etablierten Interviews möglich (vgl. im Überblick Wittchen et al., 2001) wie mit dem Strukturierten Klinischen Interview für DSM-IV (SKID) oder dem Schedule for Clinical Assessment in Neuropsychiatry (SCAN), was primär in Anlehnung an ICD-10 entwickelt wurde.

Skalen

Zur Erfassung der schizophrenen Symptomatik auf *Symptom- und Syndromebene* hat sich zwischenzeitlich eine Reihe von Verfahren etabliert (vgl. Hahlweg & Dose, 1998; Vauth & Stieglitz 2001):
- Brief Psychiatric Rating Scale (BPRS),
- AMDP-System (AMDP),
- Scale for the Assessment of Positive Symptoms (SAPS)/Scale for the Assessment of Negative Symptoms (SANS),
- Positive and Negative Symptom Rating Scale (PANSS).

Diese Skalen ermöglichen auf unterschiedlich differenzierte Art vor allem eine Quantifizierung des Schweregrades der Symptomatik. Sie können auch

Tabelle 2:
Instrumente zur Erfassung von wahnhafter und halluzinatorischer Symptomatik

Abkürzung	Verfahren	Dimensionen
PSYRATS	Psychotic Symptom Rating Scales (Haddock et al., 1998a) Fünfstufige Skala	*13 Skalen zur Erfassung des Stimmenhörens:* – Häufigkeit – Dauer – Lokalisierung – Ausmaß an Belastung – Belastungsintensität – situative Auslöser – Annahme bzgl. Ursprung – Unterbrechung von Alltagsabläufen – Kontrollierbarkeit – Lautstärke – Anteil negativer Inhalte – Grad der Negativität – Anzahl und Form der Stimmen *6 Dimensionen wahnhaften Erlebens:* – Ausmaß an Beschäftigtsein mit wahnbezogenen Inhalten – Dauer dieses Beschäftigtseins – Anteil an belastenden Inhalten – Intensität der belastenden Inhalte – Subjektive Überzeugungsstärke – Ausmaß der Unterbrechung von Alltagsaktivitäten
MADS	Maudsley Assessment of Delusions Schedule (Buchanan et al., 1993)	Strukturiertes Interview, das Variablen erfasst wie – Überzeugungsstärke und Distanzierungsfähigkeit – Ausmaß der Absorbiertheit im Alltag durch Wahninhalte – Verhaltensweisen, die mit der wahnhaften Überzeugung verbunden sind – Evidenz und Erlebnisse, die für den Patienten seine wahnhaften Ereignisse zu untermauern scheinen
BAVQ	Beliefs about Voices Questionnaire (Chadwick & Taylor, 2000)	Selbstratingskala zur Erfassung von Überzeugungen und Einstellungen gegenüber den Stimmen – übelwollend – wohlwollend – sich einlassen (engagement) – Widerstand leisten

Tabelle 2 (Fortsetzung):
Instrumente zur Erfassung von wahnhafter und halluzinatorischer Symptomatik

Abkürzung	Verfahren	Dimensionen

ACI	Antecedent and Coping Interview (Tarrier & Haddock, 2002)	Erfassung von
		– Auslösebedingungen wie
		  – Ort, Zeit,
		  – Aktivität/Inaktivität, Beginnen/ Unterlassen von Aktivitäten,
		  – innere Bedingungen wie bestimmte Gefühlszustände oder Überstimulation,
		– Folgen des Auftretens der psychotischen Symptomatik auf den Ebenen
		  – Emotionen
		  – Verhalten und
		  – Coping

zu Veränderungsmessungen und Therapieplanungen eingesetzt werden. Da in derartigen Verfahren jedoch Aspekte wie z. B. Aversivität nicht erfasst werden, sind zusätzliche Instrumente notwendig (vgl. zur Übersicht Drake et al., 1998; Haddock et al., 1999; vgl. Tabelle 2). Die am häufigsten in der Therapieevaluation eingesetzten Instrumente sind PSYRATS, MADS, BAVQ und ACI. Deutsche Übersetzungen von PSYRATS und BAVQ sind im Anhang (vgl. S. 98 ff. und S. 106 ff.) aufgenommen. Sie können gegenwärtig v. a. in der diagnostischen Phase bzw. auch zur Verlaufsbeurteilung qualitativ und quantitativ herangezogen werden. Normen existieren gegenwärtig hierzu nicht. Zur Erfassung von Erfahrungen und Bewältigungsstrategien bei akustischen Halluzinationen kann außerdem das Coping Interview nach Coleman (Coleman & Smith, 2003, S. 36–39) verwendet werden, welches im Anhang eingefügt ist (vgl. S. 92 ff.).

3.3 Instrumente zur Erfassung des sozialen Funktionsniveaus

Zur Grobeinschätzung des sozialen Funktionsniveaus haben sich sog. Globalskalen bewährt. Im DSM-IV findet sich auf der Achse V des multiaxialen Systems die *„Global Assessment of Functioning“ (GAF)*. Auf einer Skala von 1 bis 100 (hervorragend) erfolgt in 10er Schritten eine Beurteilung des psychischen, sozialen und beruflichen Funktionsniveaus. Da in **GAF** diese Bewertung die oft kritisierte Vermischung von psychischen mit anderen Beeinträchtigungen des sozialen und beruflichen Funktionierens eingeht, findet sich im Anhang des DSM-IV eine alternative Skala, die „*Skala zur Erfassung des sozialen und beruflichen Funktionsniveaus" (SOFAS)*.

SOFAS

Neben einer Globaleinschätzung ist zusätzlich die separate Bewertung der Bereiche Selbstfürsorge, Beruf, Familie und Haushalt sowie Funktionsfähigkeit in weiteren sozialen Rollen möglich.

SAS-SMI

Ein wichtiges neueres Instrument, das gerade für schwere seelische Erkrankungen entwickelt wurde, sei hier exemplarisch dargestellt (Vauth, 2004b). Die *Social Adjustment Scale for Severe Mental Illness (SAS-SMI)* ist ein Fremdbeurteilungsverfahren, das die soziale Funktionsfähigkeit über einen Zeitraum der letzten ein bzw. drei Monate erfasst. Einerseits zielt das semistrukturierte Interview auf die Beurteilung der instrumentellen Rollenfunktionsfähigkeit, z. B. die Leistungsfähigkeit, die auf Grund der gesellschaftlichen Erwartung an eine bestimmte Rolle vorausgesetzt wird. Andererseits wird auch die expressive Rollenfunktion erfasst, also Zufriedenheit mit interpersonellen Beziehungen oder bestimmten Lebensbereichen. Die 24 Items umfassen *sieben Inhaltsbereiche:* Soziale Situation, Familiäre Situation, Affektiver Aspekt der Arbeit, Instrumentelle Rollenfunktionsfähigkeit am Arbeitsplatz, Partnerschaft, Konstanz der Wohnverhältnisse und Persönliches Wohlbefinden.

3.4 Instrumente zur Erfassung affektiver Begleitsymptomatik und von Selbstkonzeptaspekten

AMDP

Neben der schizophrenen Symptomatik sind jedoch auch andere Symptombereiche von Bedeutung, wie z. B. Depressivität. Diese lässt sich innerhalb von mehrdimensionalen Rating-Skalen meist mit abbilden. So enthält z. B. das Fremdbeurteilungsverfahren *AMDP-System* (AMDP, 2007) eine Reihe affektiver Symptome, die auf Syndromebene das depressive und das apathische Syndrom konstituieren. Auf der Ebene der Selbstbeurteilung lässt sich die depressive Symptomatik z. B. mittels der Symptom Checkliste (*SCL-90-R*) erfassen. Stieglitz konnte in einer Studie zeigen, dass dieses Verfahren auch bei schizophrenen Störungen sinnvoll eingesetzt werden kann (Stieglitz, 2000).

SCL-90-R

MARDS und BRMS

Ist man am Ausmaß der Depressivität interessiert, so bieten sich eindimensionale Fremdbeurteilungsverfahren an wie *Montgomery Asberg Depression Rating Scale (MADRS)* oder die *Beck Rafaelsen Melancholie Skala (BRMS)*, beides kurze Verfahren (10 bzw. 11 Items). Für beide Skalen muss beim Einsatz bei schizophrenen Patienten jedoch bedacht werden, dass die Skalen vermutlich etwas anderes als bei Depressiven erfassen. So konnte für beide Skalen in Methodenstudien die Eindimensionalität nicht repliziert werden (Lee et al., 2003; Müller et al., 1998; Sarro et al., 2004). Besonders zu erwähnen ist die *Calgary Depression Scale for Schizophrenia (CDSS)* von Addington und Addington (1993), die speziell für schizophrene Patienten entwickelt wurde. Das Fremdbeurteilungsverfahren besteht aus 9 Items. Methodenstudien weisen die Skala als reliabel und valide aus (Kontaxakis et al., 2000; Lancon et al., 2000).

Selbstkonzept

Auf den Bereich des *Selbstkonzepts*, der vor allem auch im Kontext der Therapie von Bedeutung ist, sei an dieser Stelle explizit hingewiesen. Dieses Konstrukt beinhaltet Facetten wie Selbstwirksamkeit, Handlungsüberzeugungen, Selbstakzeptanz oder auch Selbstwertgefühl. Letzteres beinhaltet z. B. die positive bzw. negative Einstellung eines Menschen zu sich selbst und wird als bedeutsam im Hinblick auf psychische und körperliche Gesundheit angesehen, wie auch bezüglich der Bewältigung von Belastungssituationen. Zu allen Teilaspekten liegen entsprechende Verfahren, wie sie bei Becker et al. (2001) aufgeführt sind, vor. Erwähnt sei die sog. *Rosenberg-Skala* zur Erfassung des Selbstwertgefühls. Diese von Ferring und Filipp (1996) auch auf Deutsch publizierte Skala besteht aus 10 Items und weist auch für deutschsprachige Populationen hinreichend reliable und valide Bewertungen auf.

4 Behandlungsstrategien

Im Folgenden werden zunächst allgemeine Aspekte der Behandlung erörtert und anschließend kognitiv-verhaltenstherapeutische Interventionen bei chronischem Stimmenhören sowie bei chronischem Wahn dargestellt.

4.1 Allgemeine Aspekte der Behandlung

4.1.1 Ziele und Elemente der Behandlung

Auch wenn die einzelnen kognitiv-verhaltenstherapeutischen Ansätze zur Behandlung chronischer Positivsymptomatik inhaltlich sowohl hinsichtlich der Zielsymptomatik als auch der konkreten Vorgehensweise sehr unterschiedlich sind, so weisen sie doch eine Reihe von wichtigen *Gemeinsamkeiten* auf:

Gemeinsamkeiten kognitiv-verhaltenstherapeutischer Ansätze:

- Betonung der Bedeutung des Aufbaus einer *starken therapeutischen Beziehung* (vgl. auch Kapitel 4.1.4) durch Vermittlung von Akzeptanz und Unterstützung sowie das gemeinsame Angehen von Problemen.
- Entwicklung und *Hierarchisierung einer Problemliste* hinsichtlich Symptomatik und Lebenszielen (mögliches Hilfsmittel: sog. Goal Attainment Scaling (GAS); vgl. Überblick und Beispiel schizophrene Patienten bei Stieglitz & Haug, 1995).

Normalisieren – warum und wie?

Die *Rollenfindung* von Therapeut und Patient sollte in der Initialphase der Behandlung einen wichtigen Stellenwert haben. Als Instrumente hierzu werden psychoedukative Elemente genutzt, die sich im Wesentlichen an dem *Normalizing-Ansatz* orientieren, d. h. psychotisches Erleben wird z. B. als „Sensitivitätserkrankung" (Kingdon, 1998) herausgearbeitet. Hierdurch wird die Bedeutung von Stress und Belastung bei vorhandener Prädisposition und fehlenden Schutzfaktoren klar und zugleich wird Stigma abgebaut. Ziel dieser Behandlungsphase ist neben dem Aushandeln von Therapiezielen die *Förderung von gemeinsamem Problemverständnis* durch die Entwicklung eines Arbeitsmodells. Dieses fasst Probleme des Patienten als Teufelskreise mit bestimmten Auslösern, aufrechterhaltenen Bedingungen usw. auf, analog zum Panikzyklus (vgl. Abbildung 2 in Kapitel 4.2.4). Die Hoffnung auf Einwirkungs- und Kontrollmöglichkeiten von Patient und Angehörigem soll aufgebaut werden. Dieses Vorgehen wirkt sich auch stressreduzierend aus. Weiter sollen durch diese „Normalisierung" Selbststigmatisierung und Scham (z. B. über Stimmenhören) abgebaut werden. Hiermit steht und fällt die Motivation des Patienten, sich auf die Behandlung einzulassen. Positiv- und Negativsymptomatik werden mit *kognitiv-behavioralen Techniken* (vgl. zu einzelnen Techniken Linden & Hautzinger, 2005) angegangen. Beispiele hierfür sind der Sokratische Dialog, die kognitive Umstrukturierung, das Finden von Alternativkognitionen, Verhaltensexperimente, therapeutengeleitete Selbstkonfrontation (Exposition) und Rollenspiele. Insbesondere werden die *Emotionen* wie Angst und Depression fokussiert, *die aus persistierender Positivsymptomatik* folgen. Dies geschieht über Entspannungsmethoden, Selbstkonfrontation, über das Aufgreifen von Bewertungsprozessen oder die Verbesserung der Zeitstrukturierung. Bei der *Rückfallprophylaxe* wird versucht, den Umgang mit typischen Auslösesituationen zu verbessern, für die eine erhöhte Vulnerabilität besteht. Dies geschieht durch das Verändern dysfunktionaler „interpersoneller Drehbücher" (Morrison, 1998), durch Fertigkeitstrainings und die Entwicklung eines Krisenplans und dessen Einübung (Herz et al., 2000).

Weiter wird ein Stufenplan für den Umgang mit Rückschlägen entwickelt. Die Ziele der kognitiven Therapie bei Wahn und Stimmenhören sind zusammenfassend im folgenden Kasten dargestellt (vgl. auch die Karte „Checkliste zur Behandlungsplanung" im Anhang des Buches).

Ziele kognitiver Verhaltenstherapie bei Wahn und Halluzinationen (Rector et al., 2002):

- Förderung des Problemverständnisses.
- Reduktion negativer Auswirkungen der Symptome auf das Selbstkonzept.
- Verbesserung der Adaptation an die Symptome:
  - Rollenfunktionsfähigkeit,
  - Unterstützung bei der Lösung altersangemessener Entwicklungsaufgaben,
- Reduktion der Entwicklungsgefahr von Sekundärerkrankungen, z. B. von
  - Suchterkrankungen,
  - Depressionen,
  - Sozialer Phobie.
- Rückfallprophylaxe.
- Vermittlung von Bewältigungsstrategien für den Umgang mit chronischer Positivsymptomatik.

Destruktive Symtomfolgen abschwächen

Das zweite Ziel besteht in der *Reduktion negativer Auswirkungen der Symptome auf das Selbstkonzept*: Abwertende Stimmen oder die Wahrnehmung permanenten Verfolgtwerdens können z. B. das Selbstwertempfinden wesentlich beeinträchtigen. Techniken wie die des „leeren Stuhls", Imagination von Gegenargumentationen (Wie wehrt man sich gegen einen Nachbar, der einen beschimpft?), kognitives Überprüfen (reality testing) und andere kognitive Strategien werden hier angewandt. Zum dritten soll die *Anpassung an die Symptomatik* in zwei Richtungen verbessert werden: Rollenfunktionsfähigkeit im häuslichen oder berufsbezogenen Umfeld und altersangemessenes Lösen von Entwicklungsaufgaben (z. B. Ablösung vom Elternhaus, Partnerschaften, Berufsausbildung). Durch die Vermittlung oder Verbesserung von Bewältigungsstrategien sollen die *negativen Folgen der Symptomatik reduziert* werden. Beispiele hierfür sind die Verminderung sekundärer Suchterkrankungen, der Entwicklung depressiver Syndrome mit erhöhter Suizidalität und von sozialem Rückzug. Die Elemente kognitiver Verhaltenstherapie, mit denen versucht wird, diese Ziele zu erreichen, sind im folgenden Kasten zusammengefasst. Auf sie wird in den Folgeabschnitten im Detail eingegangen.

Elemente kognitiver Verhaltenstherapie bei Wahn und Halluzinationen (Rector et al., 2002):

- Aufbau einer starken therapeutischen Beziehung: Akzeptanz, Unterstützung, gemeinsames Angehen von Problemen.
- Entwicklung und Hierarchisierung einer Problemliste: Symptome, Lebensziele.
- Psychoedukation und dabei „Normalisierung“ der Symptome: Abbau von Stigma, Betonung der Rolle von Stress und biopsychosozialen Grundlagen.
- Entwicklung eines gemeinsamen „Modells“: Themen in der Problemliste, Erarbeiten von Teufelskreisen (Zusammenhang: Denken-Fühlen-Handeln).
- Fokussierung auf Positiv- und Negativsymptomatik mit CBT-Techniken wie Sokratischer Dialog, Umstrukturieren, Alternativkognitionen, Verhaltensexperimente, Angst-/Misstrauenshierarchie, Vorstellungsbilder, Rollenspiele.
- Fokussierung von Angst und Depression mit CBT-Techniken wie Entspannungsmethoden, Erstellen von Wochenplänen mit Aktivitäten, die Freude bereiten und Selbstbestätigung fördern, Selbstkonfrontation, Fokussierung auf Angst- und Depressionskognitionen.
- Rückfallprophylaxe: Identifizieren von Risikosituationen, Fertigkeitstraining, Krisenplan.
- Entwicklung eines Stufenplanes für den Umgang mit Rückschlägen.

Was sind angemessene Therapieziele?

Zu Beginn jeder Therapie muss mit dem Patienten ein individuelles gemeinsames *therapeutisches Ziel* identifiziert und formuliert werden. Die Zielformulierung muss aber bestimmte Kriterien erfüllen, um effizient sein zu können. Das Ziel muss folgende Eigenschaften haben: Es muss

- *positiv sein:* d. h. nicht „ weniger Stimmen“, sondern wie sieht denn ein solches Leben mit weniger Stimmen für den Patienten reizvoller aus?
- *erreichbar sein:* d. h. Ressourcen *und* Behinderungen angemessen berücksichtigen,
- *handlungsnah sein:* An welchem Verhalten/an welchen Kriterien erkennt man das Erreichen des Zieles?
- *subjektiv attraktiv formuliert* sein.

Weniger durch Stimmenhören oder aber auch durch wahnhafte Ängste belastet zu sein ist also für sich genommen noch kein hinreichend klares Therapieziel. Denn für die Therapieplanung ist immer die Frage wichtig, was der Patient durch eine verbesserte Symptomkontrolle in seinem Leben konkret erreichen will. Bewährte Strategien zur Identifikation von Therapiezielen finden sich im folgenden Kasten.

Strategien zur Förderung der Entwicklung eines gemeinsamen Behandlungsplans:
– Schaufensterbummel, – Identifizieren von Situationen, die Patienten beunruhigen oder belasten, als Ansatzpunkt für Unterstützung und Motivationsaufbau, – praktische Hilfe, – Therapeut als Reiseführer, – Aufschieben des Therapeutenwunsches nach Übereinstimmung in der Diagnose, – Ermutigung und Vermittlung von Hoffnung.

4.1.2 Planung der Behandlungssitzung

Der typische Sitzungsablauf umfasst in der Regel *sechs Phasen* (Rector et al., 2002, vgl. Kasten).

Typischer Sitzungsablauf (Rector et al., 2002):

– *Verlauf:*
  – Stimmungsentwicklung seit der letzten Sitzung,
  – Medikamenten-Compliance,
  – Fortschritte,
  – Inanspruchnahme von Hilfe.
– *Anknüpfen an letzte Sitzung:*
  – Rekapitulation der wichtigsten Themen und vereinbartes Vorgehen,
  – Aufstellen einer „Themenliste“ für die aktuelle Sitzung.
– *Abarbeiten der Themenliste:* z. B.
  – Anwendung kognitiver Strategien, die auf wahnhafte Inhalte gerichtet sind,
  – Ausführung von Verhaltensexperimenten zur Prüfung von auf das Stimmenhören bezogenen Bewertungen und von Bewältigungsstrategien für den Umgang mit unvorhergesehenen Krisensituationen.
– *Festlegung von Zwischensitzungsübungen.*
– *Zusammenfassung* der Ergebnisse und Feedback des Patienten (was nimmt er mit, was war hilfreich/blieb offen?).
– *Nochmaliges Durchgehen* der Schritte bis zur nächsten Sitzung und Verdeutlichung des Zusammenhangs zum Gesamtbehandlungsplan (Vorteile, Ziele usw.).

Die *Entwicklung* der Zielsymptome (z. B. Invasivität von aggressiven Stimmen, depressive Gestimmtheit oder Angst wegen wahnhafter Befürchtun-

Therapiesitzung gut strukturieren

gen) *seit der letzten Sitzung* kann z. B. anhand von Selbstbeobachtungsprotokollen (Symptomtagebüchern) erfasst werden. Dies ist sehr sinnvoll, damit auch der Patient ein Gefühl dafür entwickelt, in welchen Situationen eine erhöhte Vulnerabilität für bestimmte Symptome besteht bzw. welche Situationen auch eher als Schutzfaktoren zu betrachten sind. Das regelmäßige Protokollieren der Veränderung der Zielsymptome kann hierbei auch zur Motivation des Patienten (Hoffnung auf Erfolg) beitragen, da der Patient seine Fortschritte regelmäßig festhält. Bei der dann anschließenden *Rekapitulation* der letzten Sitzung besteht die Aufgabe des Therapeuten darin, zu prüfen, ob der Patient hinsichtlich der wichtigsten Themen verstanden hat, warum welche Themen angesprochen wurden und was schließlich vereinbart worden war.

Anschließend wird für die *aktuelle Sitzung eine Themenliste* entwickelt. Bei kognitiv oder auch emotional sehr beeinträchtigten Patienten kann es sinnvoll sein, die Sitzungsdauer auf 20 bis 35 Minuten zu reduzieren und sich dabei vor allem nur auf *ein* Kernthema zu konzentrieren. Hierbei sollten störungs- und problemspezifische Techniken zum Einsatz kommen (z. B. Bewältigungsstrategien trainieren, um mit invasiven Stimmen besser fertig zu werden; Planung von Verhaltensexperimenten zur Überprüfung wahnhafter Ängste und Selbstkonfrontationen, die vom Therapeuten begleitet werden). Dieses Thema sollte gemeinsam mit dem Patienten festgelegt werden und auch nicht von Sitzung zu Sitzung immer neu gefunden werden müssen (thematisches „Vagabundieren"), sondern in den Gesamtbehandlungsplan klar eingebettet sein.

Es hat sich bewährt, wenn die *Ergebnisse der einzelnen Therapiesitzungen* kurz schriftlich mithilfe des Therapeuten vom Patienten *zusammengefasst* werden: Was nimmt er mit und was war hilfreich, was blieb evtl. auch offen und sollte noch einmal in der nächsten Sitzung aufgegriffen werden, welche Hausaufgaben wurden bis zur nächsten Sitzung festgelegt? Hierbei ist es wichtig, die Schritte wiederholt ganz genau durchzugehen und auch den Zusammenhang zum Gesamtbehandlungsplan immer wieder gemeinsam herauszuarbeiten.

Bei Übungen zwischen den Sitzungen muss sichergestellt werden:

- Hat der Patient das Vorgehen verstanden?
- Weiß er, was er konkret tun muss?
- Weiß er, warum er das machen soll? Sieht er also die individuellen Vorteile, bzw. kann er nachvollziehen, dass es ein wichtiger Zwischenschritt zum Erreichen subjektiv bedeutsamer Ziele ist?

Das *Tempo der Sitzung* verläuft langsamer, wenn der Patient unter den nicht unerheblichen Nebenwirkungen der Medikation leidet (z. B. Sedierung oder, bei konventionellen Neuroleptika, kognitive Verlangsamung). Die ersten Sitzungen sollten insbesondere dazu dienen, eine gute Arbeitsbeziehung herzustellen und erreichbare und daher motivierende Therapieziele zu etablieren.

4.1.3 Patienten überhaupt in Behandlung bekommen: Die „Engagement"-Phase

Wie bekommt man Patienten überhaupt in Behandlung?

Als „*Engagement-Phase*" bezeichnet man den Abschnitt zu Beginn der Behandlung, wo es darum geht, den Patienten zunächst einmal überhaupt in die Behandlung zu bekommen. Gerade bei Patienten, die eine chronische Positivsymptomatik aufweisen, gibt es oft eine ganze Reihe von *lerngeschichtlichen Hemmnissen*, sich auf die therapeutische Beziehung einzulassen. Hier geht es nicht nur darum, dass Patienten etwa auf Grund aktueller paranoider Symptomatik ein ausgeprägtes Misstrauen haben. Auch lerngeschichtliche, ungünstige Bindungsmuster in der Herkunftsfamilie oder zu anderen wichtigen Bezugspersonen können die Entwicklung einer tragfähigen Therapeut-Patient-Bindung behindern. Gleiches gilt auch für ungünstige erkrankungsbezogene Vorerfahrungen mit der Behandlung. Hierfür gibt es verschiedene Beispiele. So machen Patienten häufig etwa die Erfahrung, dass Ärzte sich lediglich dafür interessieren, ob denn nun Stimmen gehört werden oder nicht, dass sie sich aber nicht für die Inhalte des Stimmenhörens und den möglichen Zusammenhang dieser Inhalte mit wichtigen Erfahrungen und Lerngeschichte interessieren, oder dass die Aufdosierung mit nebenwirkungsintensivierender Medikation die Folge ist. Sich auf die Behandlung einzulassen, wird nicht nur nicht belohnt, sondern hat sogar eher aversive Folgen.

Verunsicherung fokussieren

Der *Umgang mit fortbestehender paranoider Symptomatik* erfordert spezifisches Eingehen auf die Verunsicherung des Patienten, d. h. der therapeutische Kontakt muss verbindlich und regelhaft sein. Dies umfasst z. B. eine feste zeitliche Verfügbarkeit des Therapeuten, eine Klarheit darüber, wann und in welcher Form Krisenkontakte stattfinden, wenn sich der Patient in Not fühlt oder Vertretungen stattfinden können usw. Daneben muss das Vorgehen des Therapeuten auch sehr „transparent" sein, d. h. dem Patienten sollte das Wie und Wozu des gemeinsamen Vorgehens bewusst sein. Die Belastungsemotionen des Sich-Getrieben, -Gehetzt und -Verfolgtfühlens des Patienten oder auch dessen Ärger oder Niedergeschlagenheit und Hoffnungslosigkeit über das Erlebte müssen wertschätzend und durch Unterstützung von Bewältigungsversuchen adäquat aufgegriffen werden. Gerade die Folgeemotionen der wahnhaften Fehlinterpretationen müssen in dieser wichtigen Phase der Therapie empathisch fokussiert werden, um auf dieser Grundlage ein Arbeitsbündnis zu entwickeln.

Aber auch für viele *Patienten, die Stimmen hören*, gibt es ausgeprägte *Hindernisse*. So ist insbesondere das Sprechen über die Stimmen für viele Patienten mit Ängsten verbunden, und sie befürchten, dass die Stimmen wieder so aggressiv, destruktiv und invasiv werden könnten, wie in akuteren Phasen, in denen der Patient sich oft sehr hilflos/bedroht fühlte, in denen es eventuell sogar zu traumatisierenden suizidalen Handlungen oder Zwangszuweisungen oder -behandlungen gekommen ist. Auch tritt hier das Merkmal der Patienten zu Tage, dass sie „Emotionsmeider" sind: Affekte beeinträchtigen sehr häufig vorbestehende kognitive Störungen, lösen zusätzlich Verwirrtheit und Unsicherheit aus oder sind gar mit der Angst vor einer erneuten, massiven Reexazerbation der Erkrankung verbunden. Ein weiteres sehr wichtiges Hindernis besteht darin, dass die Patienten häufig in der Vorgeschichte erlebt haben, dass der Arzt in keiner Weise darauf eingeht, wenn sie beginnen, über ihre wahnhafte oder halluzinatorische Symptomatik zu sprechen. Viele Ärzte erhöhten lediglich reflexartig die neuroleptische Medikation, mit dem Risiko auf vermehrte Nebenwirkungen der Medikation.

Multiprofessionell behandeln

Patienten in kognitiv-verhaltenstherapeutische Behandlung zu bekommen, dürfte i. d. R. in *multiprofessionellen Ambulanzen* einfacher sein, da der Haupttherapeut – egal ob Mitarbeiter aus dem Bereich der Pflege, der Sozialarbeit, der Psychologie oder der Medizin – bereits aus einer Vielzahl von Gründen als hilfreich erlebt wurde (Regeln der Finanzen, Verbesserung der Wohnsituation, Reduktion von Medikamentennebenwirkung usw.). Manchmal kann es allerdings auch ungünstig sein, wenn derjenige, der die kognitive Verhaltenstherapie durchführt, zugleich auch therapeutische Zwangsmaßnahmen im Sinne von Abwendung von Eigen- oder Fremdgefährdung, durch zwangsweise Einweisung in geschützte therapeutische Einrichtungen durchsetzen muss. Hier kann man eine *„Good Guy/Bad Guy"-Aufgabenteilung* vornehmen, indem also ein anderes Teammitglied die Zwangsmaßnahmen vornimmt (z. B. der Oberarzt), um die therapeutische Beziehung nicht nachhaltig zu beschädigen. Allerdings ist keineswegs zwingend, dass die therapeutische Beziehung durch die Einleitung notwendiger Zwangsmaßnahmen beeinträchtigt werden muss (Kingdon, 1998).

Erfahrung nicht Symptome zählen

So müssen viele *Patienten, die ungünstige Vorerfahrung mit der Behandlung gemacht* haben, zunächst mit der anderen Herangehensweise der kognitiven Verhaltenstherapie eine neue Erfahrung machen. In der kognitiven Therapie der Positivsymptomatik muss der ärztliche oder psychologische Behandler sich dem Inhalt der psychotischen Symptomatik (Was sagen die Stimmen denn? Wie kommen Sie denn darauf, dass ...?) und deren lerngeschichtlichen Zusammenhängen zuwenden, d. h. es wird nicht nur formal geprüft (Liegt eine wahnhafte oder halluzinatorische Symptomatik vor oder nicht?), was für die rein diagnostisch-nosologische Zuordnung und Risikoabschätzung völlig ausreichend ist.

Weiter behindern Stigmatisierungsängste das Sich-Öffnen des Patienten: Er hat in seinem sozialen Umfeld, aber teilweise auch im professionellen Kontakt die Erfahrung gemacht, dass durch das Einräumen noch/wieder vorhandener psychotischer Symptome sein Selbstbild und Selbstwert vermehrt „unter Druck kommt"; er fühlt sich verstärkt als „seelisch Kranker", dem in der Öffentlichkeit weniger zugetraut wird (Stereotype; Stigma) etc. Daher ist nicht selten eine längere Vorphase in der Behandlung notwendig, ehe sich der Patient zu öffnen beginnt.

Funktionalität beachten

Natürlich kann auch eine *unrealistisch hohe Erwartung* des Patienten und das *Ausbleiben unmittelbarer Verbesserungen auf der Symptomebene* den Behandlungsbeginn erschweren. Auch *positive Funktionen von persistierender Symptomatik* können verhindern, dass Patienten sich auf die Behandlung einlassen. Beispiele hierfür sind, wenn Stimmen als Ersatz für Sozialkontakte oder wahnhafte „Erklärungen" zur Rechtfertigung von persönlichem Versagen in der Vergangenheit dienen.

Vertrauen schaffen fundamental

Das Aufbauen von *Vertrauen und Sicherheit* steht ganz im Vordergrund der initialen therapeutischen Arbeit. Nicht nur die Verbindlichkeit und Klarheit des therapeutischen Kontaktes, die Transparenz der Vorgehensweise, sondern auch gesprächspsychotherapeutische Techniken wie Empathie, Verbalisieren emotionaler Erlebnisinhalte und Kongruenz sind von Bedeutung.

Schwieriger dürfte es allerdings bei Patienten sein, die weitgehend *sozial zurückgezogen und isoliert leben.* Hier ist es oft notwendig, zumindest initial die Dauer der Sitzung auf 20 bis 30 Minuten zu begrenzen, um den Patienten nicht zu überfordern (Kingdon, 1998). Weiterhin ist es zur Entwicklung der therapeutischen Arbeitsbeziehung wichtig, therapeutische Verhaltensweisen zu realisieren, die in der anglo-amerikanischen Literatur als „Befriending" bezeichnet werden, wie z. B. über Hobbys oder Interessengebiete mit dem Patienten zu diskutieren (Fußball, entspannte Spaziergänge machen, Getränke anbieten) und insgesamt eine eher warmherzige und entspannte Gesprächsatmosphäre zu erzeugen. Zugleich müssen solche nonverbale Signale aufgenommen werden, die in irgendeiner Form *Misstrauen oder Besorgnis* des Patienten signalisieren. Der Therapeut sollte dies explizieren, indem er dann z. B. Fragen stellt, wie „Hab' ich irgendetwas getan, was Sie verstimmt hat?" usw. Beziehungsstabilisierend wirken, und zugleich auch der Angst vor Selbststigmatisierung entgegen wirken kann auch das „Normalizing" (vgl. auch Kapitel 4.1.4).

Krankheitseinsicht weder hinreichend noch notwendig

Am einfachsten sind wohl solche Patienten in die Behandlung zu bekommen, die erhebliche *negative Affekte als Folge der psychotischen Symptomatik* aufweisen wie massive Ängste oder deutlich depressive Stimmung oder auch solche Patienten, die zumindest fluktuierend *„Einsicht"* in das Vorhandensein ihrer psychotischen Symptome haben (Garety et al., 1997).

Verwirrung erzeugt manchmal der Begriff der *Krankheitseinsicht*. Der Patient braucht nicht in dem Sinne vollständige Krankheitseinsicht, dass er seine Ängste auf wahnhafte Fehlwahrnehmungen zurückführt, also den Wahn als Wahn erkennt oder das Stimmenhören als akustische Halluzinationen und beides zusammen als Ausdruck einer psychotischen Erkrankung erkennen kann. Krankheitseinsicht in dem Sinne, dass der Patient voll umfänglich wahnhafte Ängste oder auch das Stimmenhören als „intern generierte" Störung der Wahrnehmung interpretiert, ist daher nicht erforderlich. So konnte auch David (1990) bereits feststellen, dass Krankheitseinsicht für die Neuroleptikaeinnahme weder eine notwendige noch eine hinreichende Bedingung darstellt. Das heißt, selbst die simple Bereitschaft des Patienten, sich auf regelmäßige Einnahme von Neuroleptika einzulassen, ist keineswegs daran gebunden, dass der Patient all seine psychotischen Erlebnisse auf die seelische Erkrankung zurückführt. *Präziser* wäre es daher, von der *subjektiven Krankheits- und Behandlungstheorie* des Patienten zu sprechen. Wichtig ist aber, dass der Patient in der ersten Behandlungsphase zu einer solchen *Sicht* geführt wird, *die ihn zur Kooperation motiviert.* Hierzu drei Fallbeispiele:

Subjektive Krankheitstheorie aufbauen, die Kooperation schafft

Krankheitseinsicht ist keine Voraussetzung für Kooperation

- Ein Patient hat die Vorstellung, dass böse Kräfte sein Denken verändern und sein Gehirn insbesondere in Phasen der Schlaflosigkeit hierfür anfällig ist. Hier würde es ausreichen, wenn der Patient erst einmal dazu bereit wäre, unterstützend auszuprobieren, ob ein sedierendes atypisches Neuroleptikum ihm hilft, die subjektiv empfundene Vulnerabilität während der Nacht zu reduzieren.
- Wenn ein Patient annimmt, dass Stimmen Ausdruck einer seelischen Erkrankung und einer Stoffwechselstörung im Gehirn sind, aber diese Hirnerkrankung eben durch Außerirdische hervorgerufen worden ist, hat er ebenfalls keine Krankheitseinsicht im engeren Sinne. Trotzdem kann der Therapeut den Patienten evtl. überzeugen, dass es zunächst darum geht, den destruktiven Einfluss der seelischen Erkrankung auf sein Leben zu schwächen und sich mit Methoden der modernen Medizin „unangreifbarer" zu machen usw.
- Sieht ein Patient das Auftreten von Stimmen nicht mehr als Ausdruck real vorhandenen Sprechens durch nicht sichtbare äußere Personen (z.B. durch Wände usw. oder vor der Türe) muss er noch nicht zwingend Einsicht in das Vorliegen einer psychiatrischen Erkrankung aufweisen. So kann er sich das Auftreten von Stimmenhören z. B. mit einer äußeren elektrischen Energie erklären, die diese pathologischen Phänomene in ihm auslöst. Immerhin kann die Einsicht in den Trugwahrnehmungscharakter des Stimmenhörens den therapeutischen Einstieg erleichtern. So kann der Patient leichter in die wichtige „Beobachterrolle" hineingebracht werden, aus der heraus er kritisch güns-

tige und ungünstige Einflüsse auf sein Erleben anschauen kann und auch Erklärungsmodelle systematisch mit Alternativerklärungen im Therapieprozess abwägen und gegebenenfalls austesten lernt.

Wenn also von Krankheitseinsicht und deren Förderung gesprochen wird, so zielen die Interventionen immer auf jene Veränderung der subjektiven Erklärungen des Patienten für seine psychotischen Erlebnisse ab, die eine minimale Kooperationsbereitschaft mit dem Behandler herstellen. Nelson et al. (1997) schlagen eine Reihe von Interventionsmaßnahmen zur Förderung von Einsicht vor.

Einsichtsfördernde Maßnahmen:

Einsichtsfördernde Maßnahmen lassen sich demnach in drei Gruppen einteilen:
- Destigmatisierung und Normalisierung,
- Trennung von Erleben und Tatsachen im kognitiven Modell sowie
- bestimmte Wahn- oder Stimmeninhalte in Zusammenhang mit der Biografie oder bestimmten lerngeschichtlichen Lebensthemen bringen.

Details zu den einzelnen Interventionen finden sich in allen Unterkapiteln von Kapitel 4.1.

Stigma als Hemmnis

Der Therapeut darf *nicht* versuchen, ein unangemessenes subjektives Erklärungsmodell des Patienten über Ursachen und Veränderungsmöglichkeiten der psychotischen Erfahrung durch das Konzept *„das ist meine Krankheit“* zu ersetzen. Denn viele Patienten lehnen dieses „Erklärungsmodell“ ab, da sie sich durch eine seelische Störung stigmatisiert fühlen und Sorge haben, dass sie in ihren Erfahrungen und Empfindungen vom Therapeuten so nicht mehr ernst genommen werden oder gar nebenwirkungsreichere, höher dosierte Pharmakotherapie bzw. Zwangseinweisung in eine stationäre Versorgungseinrichtung drohen. Allenfalls erreicht man den Patienten in dieser Situation mit dem Gedanken, dass andere Menschen aus Sorge um ihn sein Verhalten als möglichen Ausdruck einer Erkrankung sehen.

4.1.4 Aufbau einer stabilen therapeutischen Arbeitsbeziehung

Mancher Patient empfindet das *emotionale Risiko einer Psychotherapie* zu hoch. Er fürchtet, dass er destabilisiert wird, wenn er sich mit negativen Gefühlen oder beunruhigenden Restsymptomen beschäftigt. Die Befürchtung des Patienten sich zu labilisieren und damit eine Symptomverschlechterung oder einen Rückfall zu riskieren, wenn er sich auf eine Behandlung einlässt, muss zu Behandlungsbeginn unbedingt aufgegriffen werden. Weitere Hindernisse sind im folgenden Kasten zusammengefasst.

Tragfähige therapeutische Beziehung etablieren

Hindernisse bei der Etablierung einer therapeutischen Arbeitsbeziehung (Herrmann-Doig et al., 2003):

- Hoffnungslosigkeit gegenüber der Chance auf Therapieerfolg und Erreichbarkeit subjektiv bedeutsamer Lebensziele.
- Psychotische Symptome, die mit der Entwicklung von Vertrauen interferieren (z. B. paranoide Ängste).
- Scheu, relevante Dinge anzusprechen oder Schwierigkeit, sie kognitiv auf den Punkt zu bringen.
- Antizipierte Stigmatisierung: Furcht, „verrückt“ zu wirken.
- Unvertrautheit mit psychotherapeutischen Methoden.
- Enttäuschung darüber, wenn der Besserungsprozess nicht so schnell vorwärts schreitet wie erwartet.
- Sich mit der Notwendigkeit von Verhaltens- und Lebenszieländerungen konfrontiert sehen.
- Ungünstige therapeutische Vorerfahrungen: z. B. Erhöhung der Antipsychotikadosis und damit der Nebenwirkungen beim Sprechen über Stimmen.

Die Entwicklung einer tragfähigen Arbeitsbeziehung beinhaltet *drei Teilziele* (Herrmann-Doig et al., 2003):

- Die Etablierung der Therapie als klaren und sicheren Ort,
- die Durchführung der nötigen diagnostischen Maßnahmen, die Entwicklung eines gemeinsamen Arbeitsmodells, das als Grundlage der Therapieplanung und -gestaltung dient und
- die Förderung des Therapiefortschritts bis zur jeweils nächsten Therapiephase.

Therapie nicht „unterdosieren“

Es gibt eine Reihe von Strategien, die dazu dienen können, die therapeutische Beziehung zu vertiefen oder zu festigen (vgl. zur Übersicht den folgenden Kasten). Der Patient muss eine konkrete *Vorstellung über die Arbeitsweise* in der Therapie erhalten, was von ihm selber erwartet wird, aber auch was er von seinem Therapeuten erwarten kann. Auch die *Sitzungsfrequenz* sollte diesem Ziel angepasst werden und gerade in der Initialphase nach Möglichkeit ein- bis zweimal die Woche erfolgen, bei vermehrter Symptombelastung oder auch kognitiven Funktionsstörungen können auch drei Termine mit verkürzter Sitzungsdauer – z. B. à 20 bis 30 Minuten pro Woche – angeboten werden. Manchmal muss die Sitzungsfrequenz selbst mit dem Patienten ausgehandelt werden, denn viele Patienten haben vor der therapeutischen Kontaktaufnahme ein sehr zurückgezogenes Leben geführt. Diese habituelle Zurückgezogenheit und Passivität durch Anreizverlust (Verlust von Arbeitplatz und sozialen Beziehungen) wird oft zusätzlich durch die Meidung symptomprovozierender Auslösebedingungen aufrechterhalten.

Praktische Hilfe als Brücke

Zunächst kann es von großem Vorteil sein, ganz *praktische Hilfemöglichkeiten* anzubieten (z. B. Unterstützung bei der Wohnungssuche oder den Finanzen). Hat der Patient den Therapeuten in solchen eher marginalen Bereichen zunächst als hilfreich erlebt, ist er dann häufig durch das gefestigte Vertrauen bereiter, sich auf die Therapie einzulassen. Hat der Patient sich eingelassen, ist es wichtig, ihn im Verlauf der Therapie weiter zu binden. Dies kann gefördert werden, indem man von Zeit zu Zeit immer wieder *Zwischenbilanzen* zieht und mit dem Patienten darüber nachdenkt, was er bisher erreicht hat und was die nächsten nötigen Schritte sind, um persönlich bedeutsame Ziele zu verwirklichen. Verkomplizierend kann sich im Therapieverlauf auswirken, dass dem Patienten auch der soziale Abstieg, der Verlust wichtiger, vertrauter sozialer Beziehungen (Familie, Freundeskreis) deutlich wird und neben dem *Rollenwechsel* auch dieser *Verlust* im Therapieprozess *„betrauert"* werden muss.

„Trauern"?

Strategien zur Festigung der therapeutischen Beziehung:

- Ablauf der Therapie transparent machen und Rolle von Patient und Therapeut klären.
- Exploration und Verständnis des subjektiven Erklärungsmodells des Patienten und wertschätzender Umgang damit.
- Aktives Zuhören, Klären, hierbei sensitiver Umgang mit den Ängsten oder der psychopathologischen Restsymptomatik des Patienten.
- Jede Sitzung sollte für den Patienten jeweils konkrete, positive Ergebnisse haben und ihm so die Philosophie des Fortschritts in kleinen Schritten erlebbar machen und ihn sukzessiv ermutigen.
- Intensivierung von Vertrauen durch Vermittlung von Interesse an der Person des Patienten (z. B. auf Hobbys des Patienten eingehen und gegebenenfalls auch zunächst gemeinsame Aktivitäten planen bis die Beziehung steht).
- Fortlaufendes Aushandeln der Länge und der Frequenz, sowie des Durchführungsortes der einzelnen Therapiesitzungen.

Das *Arbeitsmodell* von Patient und Therapeut entwickelt sich interaktiv und erfordert das Aushandeln der Professionellen- und der Betroffenenperspektive. Konkret ist hiermit gemeint, dass es zum einen wichtig ist, das *„subjektive Krankheitsmodell"* des Patienten zu kennen, d. h. ein Verständnis dafür zu entwickeln, was aus Sicht des Patienten und dann auch aus Sicht des Therapeuten dazu beigetragen hat, dass sich überhaupt initial

Subjektive Sicht der Patienten erarbeiten

eine psychotische Störung bzw. ein *Rückfall* entwickelt hat. Zum anderen müssen die Vorstellungen erarbeitet werden, wie aus Sicht des Patienten erklärt werden kann, dass die psychotischen Symptome *persistieren*. Weiter muss dabei erarbeitet werden, welchen Stellenwert der Patient welcher Form von *Pharmakotherapie* und welchen er der kognitiven *Verhaltenstherapie* zuweist. Schließlich muss geklärt und auch ggf. wieder ausgehandelt werden, welche Rolle der Patient und welche der Therapeut im Behandlungsprozess hat. Es geht darum, dass der Patient ein Verständnis über seine aktuelle Situation entwickelt und zugleich die Grundlagen für sinnvolle Ansatzpunkte und Vorgehensweisen der Therapie geschaffen werden. Es hat sich bewährt, solche Arbeitsmodelle in wenigen Sätzen festzuhalten (vgl. nachfolgenes Beispiel Herrmann-Doig et al., 2003; S. 28).

Das Arbeitsmodell als gemeinsames Fundament

Beispiel für ein Arbeitsmodell:
Ich habe viel Belastendes in der letzten Zeit erlebt und fand es sehr schwierig, damit angemessen umzugehen. Daher war ich sehr unter Druck. Dadurch hörte ich vermehrt Stimmen, die ich nicht richtig in den Griff bekam. Deshalb könnte es sehr wichtig für mich sein, im Laufe der Therapie angemessenere Strategien zu lernen, die wirkungsvoller sind.

„Normalisieren“ ist nicht Bagatellisieren

Hilfreich bei der Entwicklung des Arbeitsmodells ist auch der so genannte „*Normalizing*-Ansatz“ (Kingdon & Turkington, 1994). Hier werden zur Erklärung psychotischer Erfahrungen immer wieder Analogien zu Alltagserfahrungen herangezogen. Zum Beispiel sind die meisten Patienten erstaunt und zugleich in ihrer Scham und ihren Stigmatisierungsängsten entlastet, wenn sie hören, dass jeder Mensch nach zwei bis drei Tagen Schlafentzug oder nach Amphetamininjektion psychotische Erlebnisse (z. B. Stimmenhören) haben kann.

Vor einem solchen Hintergrund werden bestimmte Therapiemaßnahmen, wie das Einnehmen neuroleptischer Medikation, u. a. auch zur Normalisierung des Schlafverhaltens für den Patienten erst verständlich. Ein weiteres typisches Beispiel ist das Aufgreifen des Vulnerabilitäts-Stress-Modells, in das Prädispositionen, auslösende Bedingungen und auch Chronifizierungsfaktoren für den individuellen Patienten eingeordnet werden können. Als sehr hilfreich kann es sich hierbei erweisen, Analogien zu verwenden. Ein Beispiel wäre die *Diabeteserkrankung* als Analogie, bei der ja auch einerseits bestimmte Vulnerabilitätsfaktoren eine Rolle spielen (z. B. eine positive Familienanamnese), aber auch Auslöser wichtig sind wie etwa eine Pankreatitis oder eine Virusinfektion, die einer Dekompensation vorausgehen können. Zugleich ist dies auch eine Erkrankung, die sowohl pharmakologische Interventionen (orale Antidiabetika, Insulin) als auch eine Veränderung des Lebensstils (z. B. Diät) erfordert. Wichtig ist auch die Relevanz von bedeutsamen Lebensereignissen/Lebensaufgaben als Auslöser aufzugreifen, wie etwa Umzüge, Ausbildungsanfang, -ende, Auszug aus dem Elternhaus.

Alles mündet in den Handlungsplan

Am Ende dieser Therapiephase sollte die Entwicklung eines *Handlungsplanes* stehen, d. h. die genaue Festlegung von Zielen und Teilzielen und auch von Schritten zu deren Erreichung. Wichtig ist, dass hier auch Vorschläge und Wünsche des Patienten eingehen. Bei einigen Patienten kann es sehr schwierig sein, eine hinreichende Problemsicht aufzubauen, da sie zusätzlich durch Passivität i. S. von Negativsymptomatik beeinträchtigt sind oder die Existenz von Problemen leugnen.

Widerstandsarbeit

Wenn der Therapeut beim Patienten *Widerstände* – gegenüber der Therapie generell oder auf bestimmte Ziele hinzuarbeiten – wahrnimmt, sollte er diesen Widerstand direkt ansprechen und klären (vgl. Beispiel unten und Safran & Muran, 2000). Widerstände sollte der Therapeut als Frage (Arbeitshypothese) anbieten: „Könnte es sein, dass es für Sie schwierig ist ... und Sie daher immer wenn ..., dann ...“. Durch ein solches Vorgehen fühlt der Patient sich mehr verstanden, d. h. die therapeutische Beziehung wird stabilisiert.

Auch kognitive Defizite und Angst vor Autonomieverlust als Hemmnisse

Zudem sind dem Patienten möglicherweise die Beweggründe für sein Zögern oder gar seine Abneigung gegenüber der Behandlung bzw. bestimmten Behandlungsaspekten auf Grund seiner *kognitiven Beeinträchtigung* gar nicht klar. Aufmerksamkeitsstörungen (Was ist das wichtigste?) und Gedächtnisprobleme (Wie war meine frühere Situation/wird meine künftige sein?) behindern oft, dass der Patient Bedarf und Chance einer therapeutischen Intervention erkennt. Auch Defizite des Arbeitsgedächtnisses können die Fähigkeit zur Selbstbeobachtung und damit das Wahrnehmen von Problemen und Beeinträchtigungen behindern. Da infolge von Behinderung oder psychotischen Rückfällen und Krisen durch Scheitern im Beruf und in sozialen Beziehungen die Identität als Erwachsener oft bedroht ist, kann die „Verpflichtung“ zur Therapie als zusätzliche *Bedrohung der Autonomie* durch den Patienten erlebt werden. Ein Beispiel, wie der Therapeut in so einer Situation reagieren kann, ist im Folgenden dargestellt.

Beispiel:

Th: Sie wirken immer ein bisschen so, als müsste ich Sie überreden, dass Sie nach Ihrer stationären Entlassung wirklich in die Behandlung kommen. Ist das richtig?

Pat: ... Ja, mein Arzt auf Station hat gesagt, ich sollte bei Ihnen vorbeikommen ...

Th: ... Ich nehme an, dass Sie Ihre Gründe haben, warum Sie so zögerlich sind und zweifeln, dass das für Sie das Richtige ist. Vielleicht ist es ja hilfreich, wenn ich diese Gründe mal kennen lerne und auch Sie dann Ihr Zögern besser verstehen? ...

Andere Beispiele wie der Therapeut reagieren kann sind:
- Ich weiß nicht genau, was Sie beschäftigt, aber für viele Menschen in Ihrer Situation ist es gar nicht so einfach sich auf eine Nachbehandlung einzulassen, weil sie immer wieder glauben, dass ihnen jetzt ein *Aufpasser* an die Seite gestellt werden soll, weil man ihnen nicht recht zutraut mit ihrem eigenen Leben zurechtzukommen. Ist das vielleicht ein Grund, der auch auf Sie zutrifft?
- Ich habe den Eindruck, dass Sie sehr stark dafür kämpfen, ein *ganz normaler* junger Mann zu sein und sich von Ihren gleichaltrigen Ausbildungskollegen möglichst wenig zu unterscheiden. Sie wollen also möglichst die Krankheit, ihre belastenden Symptome vergessen, sich möglichst wenig damit beschäftigen, damit Sie sich möglichst rasch wieder genauso fühlen können wie Ihre Freunde. Ist das richtig? ...
- Manchmal ist der Wunsch, die Krankheit ganz einfach zu *vergessen* und ihr möglichst wenig Raum im eigenen Leben zu geben, sich damit nicht weiter beschäftigen zu müssen, ein ganz starker Wunsch von Menschen, die in Krisen eine psychotische Erfahrung durchlebt haben. Für manchen ist es in gewisser Weise dann erschreckend, in der Psychotherapie sich noch mal mit vergangenen psychotischen Erlebnissen, die sehr belastend waren, auseinanderzusetzen.
- Oft spielt auch die Angst/Sorge eine Rolle, dass *Symptome wieder* zunehmen/auftreten, *wenn man* in der Therapie darüber *spricht*. Trifft das für Sie zu?

Pat: ...
Th: ...
- Wäre es denn eine Möglichkeit einmal zu versuchen (Alternativen anbieten, die Wunsch/Bedürfnis des Patienten wahren)
- Ist es denn immer so, dass wenn ..., dann auch ...

Fremd- oder Selbstmotivation

Häufig erfolgt die *Zuweisung* zu Spezialambulanzen, die kognitiv-verhaltenstherapeutische Interventionen bei persistierender Positivsymptomatik anbieten können, *über Einrichtungen der stationären Versorgung*, wo der Patient wegen einer akuten Exazerbation zuletzt hospitalisiert war oder *über Angehörige*, die häufig selbst einen erheblichen Leidensdruck haben. Es ist sehr wichtig, gleich zu Beginn des Behandlungsprozesses die motivationale Ausgangslage mit dem Patienten zu klären.

Eine typische Eingangsfrage zur Abklärung von Eigen- versus Fremdmotiviertheit:

„Sie kommen zu unserem Behandlungszentrum. Was sagt denn Ihr Arzt/Angehöriger, was das Problem ist? ... Stimmen Sie damit überhaupt überein? ... Was denken Sie denn selber, was die Schwierigkeit ist? ...Gäbe es auch etwas, was Sie selbst für sich erreichen wollen? „

Weiterhin kann es vorkommen, dass sozialpsychiatrische Allgemeinambulanzen (z. B. Institutsambulanzen in Deutschland oder Polikliniken in der Schweiz), die die Patienten bereits *über sehr lange Zeit unspezifisch behandelt* haben, versuchen möchten, ob sich evtl. mit einer störungs- und problemspezifischen kognitiven Verhaltenstherapie für den Patienten eine zusätzliche Chance eröffnet. Hier hat nun der Therapeut mit einer ganzen Reihe von Schwierigkeiten zu kämpfen, die zur Übersicht im folgenden Kasten zusammengefasst sind.

Therapietradition wechseln?

Motivationshindernisse vor Aufnahme einer kognitiven Verhaltenstherapie bei Stimmenhören und Wahn:

- Angst, die psychotischen Symptome überhaupt zu fokussieren, aus Sorge, dass diese dann wieder stärker auftreten, noch weniger kontrollierbar werden usw.
- Beeinträchtigung der Konzentration oder anderer kognitiver Funktionen, die die Mitarbeit in der Therapie schwierig machen.
- Widerwille als krank angesehen zu werden.
- Psychotische Symptome als Rechtfertigung der Lebensbilanz (wenn die Stimmen/Verfolger nicht wären, dann ...), Misstrauen gegenüber dem erwarteten medizinischen Modell (Schubladendenken, Stigmatisierungsängste, Erfahrung von Zwangseinweisung oder Nebenwirkungszunahme bei pharmakologischer Aufdosierung).
- Misstrauischer/feindseliger Begegnungsstil (Lerngeschichte, frühe Bindung, paranoide Symptomatik selbst).
- Komorbidität (insbesondere Suchterkrankungen).
- Erfahrung, dass individuelle Lebens- und Lerngeschichte und Charakteristika der eigenen Person in der Therapie unzureichend ernst genommen werden.
- Vorschnelles, konfrontatives Vorgehen des Therapeuten.

Das Sich-Öffnen des Patienten in der Therapie wird oft vielfältig behindert. Die Patienten fürchten häufig, wenn sie beginnen z. B. über die Stimmen zu sprechen, dass diese dann wieder intensiver, aggressiver, lauter usw. werden, und schließlich eine erneute Klinikaufnahme unvermeidbar

Hindernisse für „self-disclosure“?

ist (Katastrophendenken). Indem der Patient immer wieder versucht die psychotischen Erfahrungen zu vermeiden, wird zwar eine kurzfristige Angstreduktion erreicht, aber es kommt in der Folge zu einem vermehrten Auftreten von Stimmenhören oder auch wahnhaften Befürchtungen. Diese intrusionsähnlichen Erfahrungen oder auch die tatsächlich auftretende Akutexazerbation wiederum verstärken das Gefühl von *Kontrollverlust*, d. h. die Bewertung des Patienten, dass er hilflos gegenüber den psychotischen Erfahrungen ist und er eigentlich nichts machen kann (z. B. die Stimmen übermächtig sind). Dieser vermeidende Auseinandersetzungsstil und diese Misserfolgsorientierung zu Beginn der Behandlung sind daher ein sehr wichtiges Hindernis für den Einstieg in den Behandlungsprozess.

Selbststigmatisierung

Die Schwierigkeiten für den Einstieg zur Behandlung sind also zahlreich. Neben diesen symptomspezifischen Erwartungsängsten und einer generalisierten Tendenz zur Vermeidung von Überforderung kommen *ungünstige Behandlungserfahrungen*. Vorbehandler haben auf das Mitteilen von Symptomen möglicherweise mit Erhöhung der Medikation, zum Teil auch mit (Zwangs-)Einweisung in psychiatrisch-stationäre Behandlung geantwortet. Natürlich kann das Vorgehen einer Medikamentenerhöhung wie auch eine Klinikeinweisung absolut indiziert sein, um die Sicherheit des Patienten und ggf. auch des unmittelbaren sozialen Umfeldes zu gewährleisten. Trotzdem führen solche Behandlungserfahrungen oft dazu, dass Patienten über Stimmenhören und wahnhafte Wahrnehmungen nicht mehr sprechen wollen. Hierzu tritt auch die *Sorge wieder als krank, lebensuntüchtig usw. dazustehen*. Diese Selbststigmatisierung kann sowohl durch das familiäre wie therapeutische Umfeld i. S. eines Circulus vitiosus verstärkt werden: Weil der Patient sich nicht auf die Behandlung einlässt, treten oft sehr kritische Situationen auf, in denen Angehörige und/oder Behandler stellvertretend für den dann rasch sehr stark eingeschränkten Patienten handeln müssen. Dies bestätigt dann wiederum das Gefühl von Lebensuntüchtigkeit beim Patienten und reproduziert so erst die soziale Realität von Stigma und High Expressed Emotion beim überforderten sozialen Umfeld.

Normalisieren ist nicht Bagatellisieren

Zur Verminderung von Risiken einer Selbststigmatisierung (z. B. Scham, Stimmen zu hören) wurde in der kognitiven Verhaltenstherapie chronischer Positivsymptomatik ein spezielles psychoedukatives Vorgehen entwickelt, das *„Normalizing“* (Kingdon & Turkington, 1994): Hierdurch wird das Katastrophendenken des Patienten („Ich bin ein unheilbar Kranker“) angegangen. „Normalizing“ meint jedoch nicht „Bagatellisierung“. Beispiele für psychoedukative Botschaften nach dem Prinzip des „Normalizing“ sind, dem Patienten klarzumachen, dass z. B. Schlafentzug, Traumata, sensorische Deprivation oder Amphetamingenuss bei jedem Menschen (auch ohne Prädisposition zu einer schizophrenen Störung) zu psychotischen Symptomen wie Stimmenhören führen können. Weiter lernt der Patient so z. B. die Bedeutung einer Tagesstruktur und von Sozialkontakten, weil er versteht, dass sozialer Rückzug durch sensorische Deprivation psychotische Symptome – wie Stimmen und Grübeln über wahnhafte Verunsicherungen – intensivieren kann. Indem er lernt, Stimmen- bzw. Wahninhalte mit wichtigen lebensgeschichtlichen Erfahrungen zusammenzubringen, sind die Erfahrungen für ihn nicht völlig unverständlich und nur ängstigend. Fehlattribution und Selbststigmatisierung werden hierdurch vermindert.

Für sein „Zögern" muss dem Patienten zunächst einmal Akzeptanz und eine nicht (be-) drängende Grundhaltung vermittelt werden. Es wird anerkannt, dass Therapie für den Patienten immer wieder und fortlaufend die *Übernahme eines emotionalen Risikos bedeutet.* Daher muss – wie auch in anderen Expositions-Reaktionsverhinderungsansätzen – dem Patienten die Kontrolle über das Einbringen psychotischer Erfahrungen in die Therapie („self-disclosure") überlassen werden. Es wird immer wieder hervorgehoben, dass das Sich-Einlassen freiwillig ist und er jederzeit auch die Kontrolle über diese Entscheidung behalten kann. Dass der Patient *sich sicher in der therapeutischen Arbeitsbeziehung fühlt und dem Behandler vertraut,* ist eine weitere essenzielle Vorbedingung.

Patient muss sich in der Therapie sicher fühlen

„Partnerschaftliche" Patientenführung, anstelle paternalistischer, fördert ebenfalls die Entwicklung einer effizienteren therapeutischen Arbeitsbeziehung. Der Therapeut muss sich hierbei klar machen, dass die *Akutphase,* in der er oft massiv in die Autonomie des Patienten eingreifen muss, um Schaden abzuwenden, *kein Modell* für die Behandlung in der „Maintenance"-Phase sein kann. Hier ist es notwendig, die Motivation des Patienten zur gleichberechtigten Mitarbeit und damit Verantwortungsübernahme im Therapieprozess fortlaufend zu fördern und auch z. B. unterschiedliche Sichtweisen über Ziele und Vorgehen im Behandlungsprozess zu akzeptieren. Hierzu gehört, mit dem Patienten ausführlich die *individuellen Vor- und Nachteile* bestimmter Behandlungsmöglichkeiten zu *erarbeiten* und dabei seine Eigenverantwortlichkeit zu betonen.

Partnerschaftliche Patientenführung ist wichtig

Auch die Gestaltung der therapeutischen Beziehung nach dem Prinzip des von Beck formulierten *„collaborative empirism"* beinhaltet die partnerschaftliche Patientenführung. Gemeinsam werden die Erfahrungen des Patienten „geprüft", ob sie auch die Bewertungen des Patienten rechtfertigen, die dessen Ängste usw. begründen. Der Therapeut wirbt immer wieder dafür, dass es hilfreich sein kann, sich näher mit seinen Erfahrungen und deren lebens- und lerngeschichtlichem Hintergrund auseinanderzusetzen. Solche Zusammenhänge zu begreifen, kann für den Patienten sehr klärend und entängstigend sein.

Ein Beispiel hierfür ist, wenn der Patient herausfindet, dass die Stimme des Nachbarn, der ihn auffordert auszuziehen, mit der Erfahrung einer Zwangseinweisung vor dem letzten Klinikaufenthalt zusammenhängt: der Nachbar hatte wegen fortgesetztem lauten Musikhören (bedingt durch die floride Psychose des Patienten) die Polizei verständigt.

Subjektive Krankheitstheorie beachten

Auch soll nach diesem Prinzip des „collaborative empirism" störungsbezogenes Wissen des Patienten erarbeitet werden, also seine subjektive Krankheitstheorie und Behandlungsvorstellungen. Sie sind Grundlage jedes psychoedukativen Arbeitens. Erst dann sollten auch ggf. Materialien gezielt eingesetzt werden wie etwa das NDR-Feature „Hören Sie Stimmen?" oder Materialien aus dem Selbsthilfenetz (z. B.: www.stimmenhoeren.de).

4.1.5 Besondere Aspekte der Patientenführung bei chronischer Positivsymptomatik

Klare und einfache Kommunikation

Je nachdem, wie massiv ein Patient *kognitiv oder durch* seine *psychotischen Symptome* (Interferenz mit Therapie) beeinträchtigt ist, kann es sinnvoller sein, den Patienten hochfrequenter (z. B. 2-mal 30 Minuten/Woche statt 1-mal 50 Minuten/Woche), aber mit kürzerer Zeitdauer einzubestellen (Haddock et al., 1998a). Aus demselben Grund sollte die Kommunikation sehr klar, auch eher einfach gehalten sein, und zu komplexe oder auch vieldeutige Zusammenhänge sollten zurückgestellt werden.

Familientherapie als Ergänzung möglich

Die Einzeltherapie sollte *durch familientherapeutische Interventionen* in der Regel ergänzt werden, sofern der Patient regelmäßigen und umfänglichen Kontakt mit seinen Angehörigen hat. Hier sind v. a. die psychoedukative Angehörigenberatung und die Unterstützung bei der Lösung von Problemen in der Familie gemeint. Ziel ist es dabei, die aus der Überforderung der Angehörigen oft resultierenden High-Expressed Emotion-Kommunikationsmuster zu reduzieren, denn andernfalls verdoppelt sich die Rückfallwahrscheinlichkeit (Hahlweg et al., 2006).

Lebensereignisse berücksichtigen

Schließlich ist zu beachten, dass „Life Events" Auslöser von Rückfällen und Symptomverschlechterungen für Menschen mit schizophrenen Erkrankungen darstellen und daher voraussehbare größere *Veränderungen in der Lebenssituation* (Umzug, Beginn von Ausbildung, Ende von Ausbildung/Berufstätigkeit, Beginn von Partnerschaft und deren Ende usw.) *nach Möglichkeit* frühzeitig *geplant* werden sollten. Kontrollierbare Lebensereignisse sollten also zeitlich entzerrt und deren Angehen mit dem Patienten gemeinsam systematisch geplant werden, sowie in solchen Phasen vermehrte therapeutische Unterstützung zur Verfügung gestellt werden (z. B. Erhöhung der Sitzungsfrequenz).

Schließlich muss regelmäßig die *Suizidalität* gerade bei chronischer Positivsymptomatik erfasst werden, da das Lebenszeitrisiko für tatsächliche Suizide bei ca. 10 bis 12 % liegt. Häufige Risikofaktoren sind im folgenden Kasten aufgeführt.

Risikofaktoren für Suizid bei psychotischen Menschen (Haddock & Tarrier, 1998):
– Jüngeres Lebensalter und männliches Geschlecht, – unverheiratet, – keine feste Anstellung, – Suizidversuche in der Anamnese, – Familienanamnese für Suizide, – instabile Beziehungsverhältnisse und Belastungen im Familiensystem, – plötzlicher Verlust oder Zurückweisung, – unzureichende, externe Unterstützung, – depressive Gestimmtheit und Gefühle von Hoffnungslosigkeit, – relativ gutes prämorbides Funktionsniveau vor Exazerbation und danach sehr häufige Rückfälle und schwere psychopathologische Gestörtheit und massive Rollenfunktionsbeeinträchtigung (massives Abstiegserleben), Realisieren der massiven Beeinträchtigung durch die Erkrankung und Angst vor noch weiterer Verschlechterung des Erkrankungsverlaufs, – exzessive Abhängigkeit von Behandlung oder aber auch massiver Verlust von Vertrauen in den Erfolg der Therapie.

Eine besondere Schwierigkeit in der Führung wahnhafter Patienten kann darin bestehen, dass sie sehr frühzeitig den *Therapeuten bedrängen*, ihm hinsichtlich der *gemutmaßten wahnhaften Inhalte (z.B. des Verfolgtwerdens) zuzustimmen*. Hier hat sich bewährt (Kingdon, 1998), non-direktive Gesprächsstrategien und Aussagen wie „Ich muss noch mehr begreifen, bevor ich Ihnen zustimmen kann“, „Ich sehe, dass Sie sehr sicher sind, was das anbelangt“ oder „Im Moment bin ich nicht sicher, aber ich höre Ihnen gerne zu“ zu benutzen.

Non-direktive Gesprächsstrategien

4.2 Kognitiv-verhaltenstherapeutische Strategien bei chronischem Stimmenhören

4.2.1 Abbau von Angst und Aufbau von Kontrolle: Focusing-Techniken

Unter *Focusing-Techniken* fasst man sehr verschiedene Interventionen zusammen, die den Patienten in die Selbstkonfrontation mit dem Stimmenhören führen. Allgemein versteht man hierunter, dass der Patient lernt, sich abgestuft den inneren Erlebnissen des Stimmenhörens zuzuwenden (Haddock et al., 1998b). Ziel ist, dass der Patient, gewissermaßen aus der Rolle

Focusing-Technik

des Beobachters heraus, zunehmend mehr Details über die Stimmen, die er hört, identifiziert und sich dadurch emotional besser zu distanzieren lernt. Indem der Patient die Auseinandersetzung mit den Stimmen weniger meidet, erlebt er *weniger Kontrollverlust* (Erwartungsangst) *und* weniger unkontrolliertes Einbrechen (*Intrusionen*) psychotischer Erfahrungen und durchbricht so den Teufelskreis.

Informationserhebung

Grundsätzlich ist auch das Erheben von Informationen, die für die Therapieplanung relevant sind, eine Form von Fokussierung. Sie werden in der Regel auf dreierlei Art erhoben: durch *Interviews zum Stimmenhören,* z. B. von Romme und Escher (Romme & Escher, 2000) oder durch klinische Exploration, durch ein *Symptomtagebuch* oder *während einer therapeutenbegleiteten Exposition in sensu oder in vivo.* Letzeres meint, dass durch Vorstellungsübungen (Stellen Sie sich bitte mal die letzte Situation vor, in der Sie besonders intensiv belastende Stimmen gehört haben ... Können wir die mal miteinander in Zeitlupe durchgehen? ...) oder durch das gemeinsame Aufsuchen von stimmenprovozierenden Situationen *verhaltensanalytische und bedingungsanalytische Informationen* zusammengetragen werden. In Tabelle 3 stellen wir einen Protokollbogen vor, der die entsprechenden Leitfragen enthält.

Tabelle 3:
Beispiele für Leitfragen zu einem Symptom- und Copingtagebuch

Auslöser	**Verhalten**	**Folgen**

– Welche *Gedanken/ Bilder* gingen Ihnen durch den Kopf?
– Welche *Gefühle* (z. B. Misstrauen, Kontrollverlust)?
– Was *taten* Sie selbst?
– Was taten *andere* bevor die Stimmen auftraten/auftreten?
– Gibt es innere oder äußere *Situationen, in denen die Stimmen* auch *weniger belastend* sind?
	– *Merkmale* der Stimme: Wie laut ist sie? Hat sie einen Akzent? Ist sie männlich oder weiblich? Von woher kommt sie?
	– *Inhalte:* Was haben die Stimmen genau gesagt?
	– *Bewertung:*
	  – Fühlen Sie sich der Stimme gewachsen oder eher ohnmächtig ausgeliefert?
	  – Erleben Sie die Stimme als wohl- oder übelwollend?
	– Ggf. *lebensgeschichtlicher Zusammenhang:*
	  – Kommen die Stimmen Ihnen irgendwoher bekannt vor? ...
	  – Das Thema ist ja ganz allgemein gesprochen ...
	  – Kennen Sie das irgendwoher aus Ihrem Leben ...?
		– Für *Verhalten:*
		  – Interferenz: Was tun Sie nicht mehr, was Sie ursprünglich wollten?
		  – Coping: Was tun Sie stattdessen?
		– *Kognition:*
		  – Mögl. wahnhafte Erklärungsmodelle und ihre „Evidenz“: Wie erklären Sie sich, was die Stimmen sagen?
		– Auswirkungen auf das Selbstkonzept:
		  – Selbstwert
		  – Erwartung von Kontrollierbarkeit
		– *Emotionen*

Tabelle 3 (Fortsetzung):
Beispiele für Leitfragen zu einem Symptom- und Copingtagebuch

Beispiel	Verhalten	Folgen
– Wenn ich länger als 10 Minuten im Großkaufhaus X einkaufe … – Wenn ich im Park hinter dem Altersheim auf einer Bank sitze, dort ist es sehr ruhig, dann ist es besser.	– Macht eine männliche Stimme hämische Kommentare, z. B. sagt sie … – Dann ist die Stimme stärker als ich, sie will mich kaputtmachen.	– Ich gehe raus und trinke mind. 1/2 Liter Bier bis ich entspannt bin. – Ich fühle mich hilflos und bin wütend, manchmal hab ich auch Angst, dass die Stimme wieder so laut wird, dass ich versuche, mir das Leben zu nehmen wie schon einmal. – Ich fühle mich als Versager.

Im Folgenden ein Dialogbeispiel in Anlehnung an Romme und Escher (2000, S. 73–81), in dem auch der lebens- und lerngeschichtliche Zusammenhang von Stimmeninhalt und Problemthemen erarbeitet wird:

Beispiel:	
Th:	Habe ich das richtig verstanden, Sie zögern über die Stimmen zu sprechen, weil Sie Angst haben, Sie könnten aggressiver werden?
Pat:	Ja.
Th:	Sind Sie bereit, hier in der Therapie, in der Sie sich sehr sicher fühlen, dieses Risiko einzugehen?
Pat:	Was wollen Sie denn wissen?
Th:	Wie laut ist denn die Stimme? Ist sie genauso laut wie meine Stimme oder leiser oder lauter? … Ist sie außerhalb Ihres Kopfes oder kommt sie eher von innen? … Ist sie männlich oder weiblich? … Sie wissen es nicht genau, sollen wir mal gemeinsam in Ihr Stimmenprotokoll schauen? … Es ist glaube ich gar nicht so einfach, sich korrekt zu erinnern. … Erinnern Sie sich noch an irgendeine Situation in der Woche, wo Sie sich durch das Stimmenhören besonders belastet gefühlt haben?
Pat:	Ja, das war, als ich mitten in der Nacht wach wurde und die Stimmen mir sagten, mein Mann wäre vom Teufel besessen und würde meinem 4-jährigen Sohn etwas antun.
Th:	Können Sie mir sagen, was die Stimmen *genau* gesagt haben? … Wie fühlten Sie sich dann?
Pat:	Ich hatte große Angst um meinen Sohn.
Th:	Hatten Sie Angst, dass Ihr Mann Ihren Sohn körperlich verletzen könnte?

Pat: Ja.
Th: Hat Ihr Mann Ihren Sohn schon jemals geschlagen?
Pat: Nein, aber er schreit ihn manchmal an, wenn er ungeduldig ist.
Th: Und was denken Sie, wenn sich Ihr Mann so Ihnen gegenüber verhält?
Pat: Das regt mich auf, ich stehe irgendwie zwischen den beiden.
Th: Das heißt, es beunruhigt Sie, wenn Ihr Mann so ungeduldig mit Ihrem kleinen Sohn ist. Ist das richtig?
Pat: Ja.
Th: Okay, d. h. die Stimmen drücken auf eine sehr extreme Art und Weise eine Sorge aus, die Sie auch sonst im Alltag haben. Ist das richtig? … Kennen Sie das auch aus anderen Beispielen, dass die Stimmen das besonders drastisch ausdrücken, was Ihre Sorgen sind, jetzt oder früher? …

Aber nicht nur die Verhaltens- und Bedingungsanalyse durch die dargestellten Verfahren sind Fokussierungsstrategien. Andere Möglichkeiten bestehen darin, dass der Patient die Stimmeninhalte auf Tonband spricht, wenn diese sehr angstinduzierend sind (durchaus auch in Begleitung oder Anwesenheit des Therapeuten) oder sie begleitend zum Auftreten in der Therapiesituation laut ausspricht. Auch kann der Therapeut dem Patienten beibringen, sich auf die Stimmen zu konzentrieren, vielleicht sie lauter werden zu lassen (*Fokussieren*) und dann auch wieder sich auf eine entspannende sichere Situation zu konzentrieren (Vorstellungsbild). Diese Art der *Distanzierung* entspricht dem aus der Selbstkonfrontationstherapie der posttraumatischen Belastungsstörung bekannten Wechsel des Aufmerksamkeitsfokus zum *„inneren sicheren Ort"*. Eine andere Möglichkeit der Distanzierung besteht in der Anwendung der aus der Dialektisch-Behavioralen Therapie der Borderlinestörung bekannten sog. Achtsamkeitsübungen. Hier lernt der Patient (Details: Eickhoff et al., 1997; Linehan, 1993) – sehr vereinfacht gesprochen – sich auf eine Handlung (z. B. Spühlvorgang beim Abwasch) oder ein Wahrnehmungsobjekt (z. B. Tasse heißen Kaffees) mit allen Sinnesmodalitäten zu konzentrieren und anfänglich auch dem Therapeuten verbal zu beschreiben: „Ich spüre die angenehme Wärme der gefüllten Kaffeetasse in der Hand, rieche den Kaffeeduft und schmecke den leicht bitteren Kaffee beim Trinken …" usw. Wichtig ist bei all diesen Übungen, dass die *Selbstkonfrontation* nach dem Ausmaß an Induktion negativer Gefühle (z. B. Angst) abgestuft angegangen wird und dass die *Fokussierung nicht abgebrochen* wird, wenn der Patient es nicht mehr aushält (z. B. die Angst maximal ist), sondern bereits davor, damit der Patient sein Kontrollerleben stärkt und nicht Niederlageerfahrungen sammelt. Dass dieses Vorgehen von Vorteil sein kann, zeigte sich indirekt in einer Studie von Bentall und Haddock (Haddock et al., 1998b). Aus dieser

Distanzierung

Abgestufte Selbstkonfrontation

geht hervor, dass der Selbstwert in der Therapie wesentlich weniger stark verbessert wird, wenn der Patient nur Ablenkungsstrategien lernt, statt Selbstkonfrontationsstrategien (Fokussierungsstrategien, s. u.).

4.2.2 Veränderung von Bewertungsprozessen beim Stimmenhören

Die Reaktion des Patienten auf das Stimmenhören lässt manchmal bereits Rückschlüsse auf mögliche *Bewertungsprozesse* des Patienten zu. Wenn er z. B. den Stimmen aktiv zuhört, bereit ist, ihren Vorschlägen zu folgen (Compliance mit den Stimmen) und auch Dinge macht, um die Stimmen aktiv häufiger zum Auftreten zu bringen (z. B. Situationen herstellen, in denen Stimmen häufiger auftreten, wie Fernsehen anschalten, sich zurückziehen usw.), kann man davon ausgehen, dass die Stimmen eher als *„wohlwollend"* oder *„hilfreich"* eingeschätzt werden. Zeigt der Patient jedoch Widerstand gegenüber dem Auftreten der Stimmen (streitet z. B. mit ihnen oder schreit sogar) offen oder verdeckt, um sie zu übertönen, werden die Stimmen häufig als *„übelwollend"* eingeschätzt; Compliance wird dann nur bei extremem Druck gezeigt und Auslösebedingungen eher gemieden. Wenn kein eindeutiges „Beziehungsmuster" zur Stimme vorliegt, wird eher ein indifferentes Verhalten gezeigt.

Bewertungsprozesse des Patienten sind zu beachten

Die *Klärung der „Beziehung" des Patienten zu den Stimmen* ist ein sehr wichtiger Prozess. Häufig benutzt der Therapeut hierzu zwei Strategien. Er hilft dem Patienten mit den Stimmen in einen vom Therapeuten gecoachten offenen Dialog einzutreten. Dies kann etwa dadurch geschehen, dass der Patient die Instruktion erhält, in der Therapiesituation (wenn das Vorgehen sehr belastend für den Patienten ist) oder auch als Hausaufgabe, die Inhalte der Stimmen auf Tonband zu sprechen. Dies ermöglicht das *gemeinsame Abhören des „Stimmenprotokolls"* und das unmittelbare kognitive Arbeiten an den Inhalten. Hierzu werden häufig zwei Analogien eingeführt, entweder die des *„allwissenden Experten"*, der sich herausnimmt, immer das Beste und Richtige für das Leben des Patienten zu wissen und diesen scheinbar objektiv einschätzen kann. Ähnlich wie Experten macht er den Hintergrund seiner Bewertung und deren Grundlagen nicht klar und gewinnt so gegenüber dem Patienten eine omnipotente Rolle. Die andere Analogie ist die des *„bösen" Nachbarn*, der unflätige Kommentare und Bewertungen über die Gartenhecke hinweg ausspricht. Durch diese eher didaktischen Analogien versucht der Therapeut, eine Bereitschaft im Patienten zu wecken, die Aussagen der Stimmen kritisch zu hinterfragen. Beispiele hierfür sind folgende, während des Coaching-Prozesses eingesetzte Fragentypen des Therapeuten:

Tonband als Hilfsmittel

Beispiel Sokratischen Fragens, um den Patienten zu trainieren, negative Stimmeninhalte in Frage zu stellen:

- Stimmt es denn, dass Sie (wie die Stimme Ihnen vorwirft)
  - immer/niemals … tun?
  - … Sie so und so sind?
- Stimmt das denn mit Ihren persönlichen Erfahrungen überein?
- Oder gibt es hierzu auch Gegenbeispiele?
- Können Sie das mal genauer erklären?
- Gibt es Ihrer Ansicht nach Beweise für …, die z. B. so einleuchtend sind, dass sie z. B. auch vor Gericht Bestand hätten, weil sie von jedermann objektiv prüfbar und einsichtig sind?

Sokratischer Dialog als wichtige Strategie

Das Infragestellen der Stimmeninhalte mittels der Methoden des Sokratischen Dialogs oder des „Beweisgebens" nach Ellis stellen hier wichtige Strategien dar, um das Gefühl der Hilflosigkeit gegenüber dem Stimmenhören zu überwinden.

Teufelskreismodell

Den „arroganten Experten" oder den „bösen Nachbarn" lernt der Patient kritisch zu hinterfragen (Was heißt das genau, was du mir da wieder sagst? Was meinst du genau damit?). Dazu benutzt der Therapeut auch immer wieder psychoedukative Elemente, indem er z. B. mit dem Patient gemeinsam ein *Teufelskreismodell* entwickelt. Aus diesem muss individuell und in den Worten und nach der Erfahrung der Patienten heraus v. a. Folgendes ersichtlich werden: Indem der Patient versucht, sich vom Stimmenhören abzulenken und so den Stimmen ausweicht oder sich ihnen unterordnet, macht er immer wieder die Erfahrung von Nichtkontrollierbarkeit. So schwächt er fortlaufend sein Vertrauen, mit den Stimmen fertig werden zu können. Gerade bei Beeinträchtigungen der Konzentration und Merkfähigkeit, die bei den Patienten häufig sind, ist es von Vorteil, wenn diese mithilfe des Therapeuten kurz die Gegenargumente, z. B. zu den Vorwürfen der Stimmen, protokollieren. Hierdurch werden hilfreichere Bewertungen/alternative Erklärungen auch außerhalb der Therapiesituation für den Patienten besser verfügbar.

Ein Beispiel für die Bedeutung der kognitiven Umstrukturierung gibt Coleman, selbst ein Betroffener (Coleman & Smith, 2003):

„Ich würde z. B. einen stimmenhörenden Menschen, der von seinen Stimmen den Befehl erhält, sich umzubringen, bitten, seine Stimme zu fragen, warum sie das fordern, und ihn dazu ermutigen auf eine Antwort zu bestehen. Man darf die Stimmen nicht mit Antworten wie ‚Das verdienst du' oder ‚Du bist böse' davonkommen lassen. Sie brauchen eine richtige Erklärung. Vergessen Sie nicht: Sie haben das Recht, nein zu sagen! ... Wenn Ihre Überzeugungen auf einer telepathischen Basis beruhen, dann sagen Sie damit auch, dass Sie über eine besondere Begabung verfügen. Wenn das der Fall ist, verfügen Sie sehr wahrscheinlich auch noch über andere Begabungen ... und bauen Sie im Geist eine Mauer auf, die die negativen Gedanken nicht durchlässt. Vermutlich brauchen Sie etwas Ausdauer, um das hinzukriegen, aber es lohnt sich, es zu lernen."

4.2.3 Verbesserung der Bewältigungsstrategien

Coping-Strategy Enhancement (CSE)

Auch Tarrier's Ansatz des *Coping-Strategy Enhancement (CSE)* geht davon aus, dass das Meidungsverhalten des Patienten durch Schwächung des Vertrauens in die eigene Bewältigungskompetenz, die Angst vor den Stimmen und das Gefühl von Unterlegenheit den Stimmen gegenüber aufrecht erhält. Er unterscheidet daher in seinem Ansatz eine diagnostische, eine Motivations- und eine Interventionsphase. Gegenstand der *diagnostischen Phase* ist eine verhaltenstherapeutische Problemanalyse. Sie umfasst neben der Bedingungs- und Verhaltensanalyse auch die Bewertungen der Stimmen und deren mögliche Folgen (Coping und Funktionen; vgl. Tabelle 3). Bei der Analyse der *Spontanbewältigungsstrategien* werden körperbezogene, kognitive und verhaltensbezogene Techniken unterschieden. Deren kurz- und langfristige Konsequenzen werden ebenso erfasst wie deren Wirksamkeit. Ein Beispiel für ein mögliches Selbstbeobachtungsprotokoll wird in Abbildung 1 dargestellt.

Spontanbewältigungsstrategien einbeziehen

Wochentag/ Uhrzeit	**Auslöser:** Was habe ich gemacht/ was die anderen?	**Inhalt:** Was haben die Stimmen gesagt?	**Reaktion:** Was habe ich gemacht/ versucht?	**Verbessernde Bedingungen/ Handlungen:** Was kann die Stimmen weniger destruktiv/ belastend machen?	**Verschlechternde Bedingungen/ Handlungen:** Was kann die Stimmen schlimmer machen?
Dienstag 11.15	Straßenbahnfahren	Aus Dir wird nie was	Discman angestellt	Statt Musik Hörbuch in Discman einlegen	Wenn meine Stimmung vorher schon schlecht gewesen wäre

Abbildung 1:
Beispiel eines Selbstbeobachtungsprotokolls zur Verbesserung der Spontanbewältigungsstrategien

Tarrier betont dabei die Notwendigkeit, sich nicht allein auf verbale Selbstaussagen des Patienten zu verlassen. Wichtiger ist es, entweder durch das gemeinsame *Aufsuchen von z. B. stimmenprovozierenden Auslösesituationen oder durch Vorstellungsübungen* (vgl. auch vorangegangener Abschnitt) sich möglichst an die emotional aufgeladenen Bewertungsprozesse (sog. „Hot Cognitions") anzunähern und nicht nur an Rationalisierungen (was der Patient glaubt, was er denkt). Denn Menschen mit schizophrenen Störungen sind häufig sehr unpräzise in ihren verbalen Selbstaussagen, bedingt durch ihre kognitiven Funktionseinschränkungen. Wenn die Therapie aber auf solchen *Ungenauigkeiten oder Rationalisierungen* aufbaut, kann sie völlig falsche therapeutische Schwerpunkte setzen. Also die Frage ist: Was genau macht den Patienten ängstlich oder wütend usw.? Wie schon im vorangegangenen Abschnitt dargestellt, sollte auch die den Stimmeninhalten zu Grunde liegende Lebensthematik bzw. sollten lerngeschichtliche Vorläufer identifiziert werden, damit neue Bewertungen des Stimmenhörens entstehen können, die den Patienten „freier" machen. Als *Ergebnis der diagnostischen Phase* entwickeln Patient und Therapeut ein gemeinsames *Arbeitsmodell* mit der Frage, durch welche Teufelskreise die emotionale Belastung durch das Stimmenhören aufrechterhalten wird. Diagnostische und psychoedukative Elemente wechseln sich hier immer wieder ab. Wichtig ist es hierbei auch, die Rolle des Meidungsverhaltens als Chronifizierungsfaktor verständlich zu machen. Ein Beispiel für ein solches Arbeitsmodell zeigt die Abbildung 2.

Gemeinsames Arbeitsmodell als Ergebnis der diagnostischen Phase

Funktionsanalyse des psychischen Verhaltens

In der *zweiten Phase des Motivationsaufbaus* geht es im Wesentlichen um die Funktionsanalyse des persistierenden psychotischen Verhaltens. Die Leitfrage ist, welche Vorteile könnte der Patient daraus ziehen, dass er seine Stimmen besser beherrschen kann und sich weniger durch sie dominiert fühlt? Könnte es auch Nachteile geben? Wichtig ist, dass Veränderungen der Bewertungsprozesse auch Veränderungen in der Selbstbilanzierung nach sich ziehen können (z. B. persönliches Versagen wird auf Stimmenhören zurückgeführt).

Interventionsphase

In der *dritten Phase*, der eigentlichen *Interventionsphase*, wird ausgehend von dem Selbsthilferepertoire des Patienten ein wirksamerer Einsatz vorhandener Strategien bzw. der Einsatz wirksamer/sozialverträglicherer Bewältigungsstrategien eingeübt. Dies kann anhand von spontanen Manifestationen des Stimmenhörens in der Therapiesitzung geschehen, anhand von Tonbandprotokollen, die der Patient mit den Stimmeninhalten besprochen hat oder auch im Rollenspiel (analog zur verhaltenstherapeutischen Zwei-Stühle-Technik, in der der verdeckte innere Dialog mit der Stimme in einen äußeren Dialog umgewandelt wird, s. o.). Wichtig ist jedoch hierbei auch eine Graduierung von weniger bedrohlich zu bedrohlicher einzuhalten und jeweils zu prüfen, ob der Patient einen Fortschritt (z. B. Abnahme der emotionalen Beeinträchtigung oder des Abgelenktseins durch die Stimmen) durch die Strategiedurchführung empfindet. Es kann auch

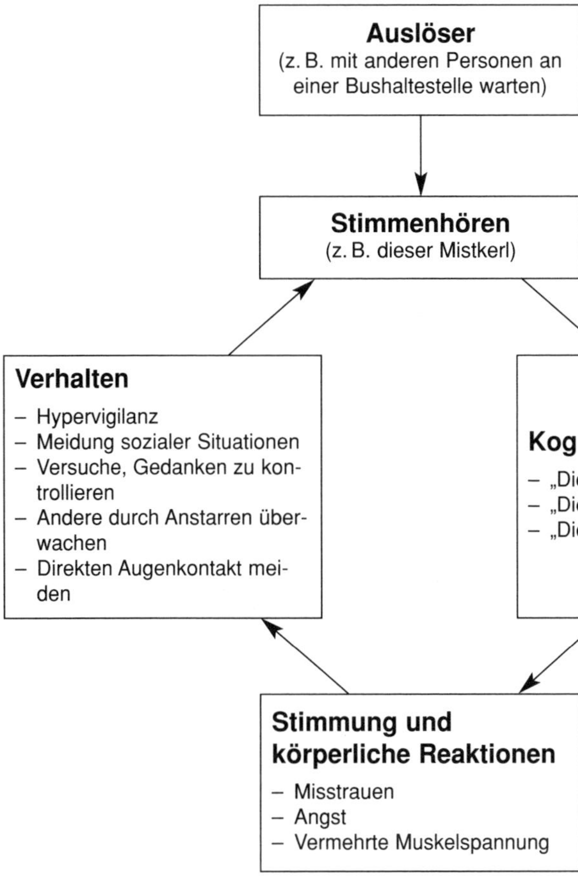

Abbildung 2:
Beispiel Arbeitsmodell nach Morrison (1998)

wichtig sein, die Strategien (wie Ablenkung oder Entspannung) zunächst einmal außerhalb des eigentlichen therapeutischen Zielbereiches, z. B. verbesserter Umgang mit dem Stimmenhören, einzusetzen.

Verzicht auf Meidungsverhalten

Beim therapeutischen Aufgreifen des Spontanbewältigungsverhaltens ist es sehr wichtig, Patienten zum freiwilligen Verzicht ihres kognitiven oder verhaltensbezogenen *Meidungsverhaltens* zu bewegen. Das Arbeiten ist *analog* zur *Reaktionsverhinderung* in der Zwangsbehandlung.

Vielzahl Bewältigungsstrategien

Zur Bewältigung des Stimmenhörens steht eine Vielzahl von Bewältigungsstrategien zur Verfügung. Übersichtsmäßig sind sie in Tabelle 4 dargestellt (vgl. auch Karte „Strategiekärtchen Stimmenhören" im Anhang des Buches) und im Folgenden erläutert.

Tabelle 4:
Übersicht der Bewältigungsstrategien (nach Herrmann-Doig et al., 2003)

Strategien zur Reduktion körperlicher Spannung	– *Selbstinstruktionen* und ggf. Selbstinstruktionskärtchen: Bleib' ruhig!, Durchdenke das erst einmal!, Bin ich jetzt wieder vorschnell in meinen Schlussfolgerungen? – *Entspannungstechniken*: Progressive Muskelrelaxation, ggf. mit protrahierter/verlängerter Ausatmung („Lippenbremse") zur maximalen Stimulation des Parasympathikus
Ablenkungsmethoden (Aufmerksamkeitsverlagerung/-lenkung)	– Walkman/Kopfhörer hören und aktives Zuhören – Einen Ohrstöpsel tragen – Lautes (Vor-)Lesen – Summen oder laut singen – Sport machen – Sich auf Radio- oder Fernsehsendung konzentrieren – Stimmen ignorieren – Mit anderen ein Gespräch anfangen – Schlafen – Sich auf Objekte in der unmittelbaren räumlichen Umgebung konzentrieren und diese mit lauter Stimme benennen und beschreiben
Focusing-Methoden (vgl. Kapitel 4.2.1)	– Beobachten und Beschreiben der Stimmen bezüglich Ton, Inhalt, Geschlecht, Lautstärke usw. – Erarbeiten der lebens-/lerngeschichtlichen Bedeutung der Stimmeninhalte: z. B. Zusammenhang mit vergangenen Lebens- und Krankheitsepisoden usw. – Beziehung des Patienten zu den Stimmen klären: positiv, negativ, Überordnung, Unterordnung – Exposition/Graduierte Selbstkonfrontation: Die Stimmen auch in der Therapiesitzung oder in anderen bekannten und gefürchteten Auslösesituationen in Therapeutenbegleitung hervorrufen
Andere Methoden	– Verbesserung der Tagesstrukturierung – Problemsanierung (Lösung aktueller Konflikte) – Wirkungsverbesserung bzw. Reduktion von Neuroleptikanebenwirkungen, die die Compliance gefährden oder die Höherdosierung unmöglich machen durch Umstellungsversuch zu anderem Neuroleptikum bzw. Kombinationsbehandlung usw. – Planung konkreter Rehabilitationsschritte in den Bereichen Wohnen, Freizeit und Arbeiten, um Zukunftssorgen zu minimieren und für eine sichere geborgene Situation zu sorgen – ggf. Psychoedukation mit Angehörigen, Freunden und Vorgesetzten, um unnötige Belastung aus der Situation zu reduzieren – Thematisierung von Zukunftssorgen, z. B. dass die „Schere" zu den Gleichaltrigen bei der Bewältigung von Lebensaufgaben (wie Ausbildungsabschlüsse) immer größer wird; Ängste, keine Kinder kriegen zu können bzw. keinen festen Partner auf Grund der seelischen Erkrankung zu finden – Selbstsicherheit beim Ablehnen von Drogen usw. trainieren

Bei der Verbesserung des Bewältigungsrepertoires muss beachtet werden, dass der Patient häufig schon vielfältige Niederlageerfahrungen hinter sich hat. Er muss in besonderer Weise darauf *vorbereitet werden, dass er möglicherweise langwierig verschiedene Strategien ausprobieren muss* und sich erst im Laufe der Zeit schrittweise eine Verbesserung seiner Situation einstellen wird. So nennt Coleman in seinem Arbeitsbuch für Patienten als wichtigste Botschaft zu Beginn des Änderungsprozesses (Coleman & Smith, 2003, S. 13): „Wir müssen immer wieder betonen, dass die Arbeit am Umgang mit den Stimmen langwierig und schwierig ist und es vorkommen kann, dass die gewählten Bewältigungsstrategien nicht sofort wirken. Es ist völlig in Ordnung, wenn die Arbeit am Umgang mit den Stimmen nicht sofort klappt! Auf Dauer wird es funktionieren. Selbst wenn die Veränderung sich nicht sofort direkt auswirkt, so wird sich wenigstens Ihre Sichtweise und Ihr Verständnis des Stimmenhörens verändert haben. Dann können Sie auf Grund der neuen Sichtweise Ihren eigenen Weg suchen, auf dem sie Ihren Stimmen nicht mehr ausgeliefert sind, sondern auf dem Sie wieder Kontrolle über Ihre Stimmen erlangen." (vgl. auch das „ABC der Bewältigungsstrategien" nach Coleman & Smith, 2003 im Anhang, S. 110).

Nur langsame, schrittweise Verbesserung

Ablenkungsstrategien basieren auf der Kenntnis, dass nicht beliebig viele Informationen gleichzeitig verarbeitet werden können. Insofern ist das Erzeugen von Informationskonkurrenz mit dem Stimmenhören durch den Patienten eine sehr wirksame Strategie, um den Einfluss der Stimmen zu schwächen. Das zeitlich befristete Tragen eines Ohrstöpsels führt dazu, dass die Informationen des mit dem Ohrstöpsel verschlossenen Ohres nun durch das kontralaterale Ohr „kompensiert" werden müssen. Hierdurch wird die Aufmerksamkeit vermehrt nach außen verlagert, so dass durch diese starke „Außenorientierung" die Aufmerksamkeit nach innen, auf das von den Stimmen Gesagte, reduziert wird. Meist ist diese Technik nur einsetzbar, wenn die Stimmen zeitlich befristet hoch aversive „Spitzen" aufweisen. Denn nach längerem Tragen des Ohrstöpsels (ca. ab 15 bis 30 Minuten) tritt eine Habituation ein und damit wird die Informationskonkurrenz zu den Stimmen wieder geringer. Eine weitere Möglichkeit besteht in dem Aufsetzen eines *Kopfhörers*, so dass der Patient sich auf Musik – oder noch besser (weil ähnlicher) auf Hörbuchinhalte – konzentriert. Das Prinzip der Informationskonkurrenz ist auch als „Shadowing"-Verfahren in der Tinnitus-Behandlung sehr erfolgreich.

Ablenkungsstrategien

Ohrstöpsel

Kopfhörer

Fallbeispiel zum Walk-/Discman und iPod-Einsatz:

Ein Patient, der schon sehr lange Zeit trotz hochdosierter Clozapin-Behandlung an chronischem Stimmenhören litt, war kaum in der Lage, seine Wohnung zu verlassen und mit öffentlichen Verkehrsmitteln die therapeutische Werkstatt bzw. auch den ambulanten Therapeuten aufzusuchen. Dauerten die Fahrten mit den öffentlichen Verkehrsmitteln länger als 10 Minuten und waren viele Fahrgäste anwesend, wurden die Stimmen extrem aggressiv und laut. Das war so quälend, dass der Patient diesen Zustand nur wenige Minuten aushalten konnte und dann die Situation abbrechen und verlassen musste (z.B. an der nächsten Haltestelle aussteigen). Eine Folge hiervon war, dass er weder einer geregelten Arbeit nachgehen konnte, noch systematisch in einer Psychotherapie in der Lage war mitzuarbeiten. Zugleich schwächte sich sein Selbstwertempfinden und verstärkte sich sein Gefühl, den Stimmen gegenüber hilflos zu sein.

Nun interessierte sich der Patient sehr begeistert für Fußball und hörte jeden Samstagnachmittag im Radio die Reportagen. Therapeut und Patient kamen überein, dass der Patient diese Fußballreportagen regelmäßig auf Audiokassetten aufnehmen sollte, um diese dann im Walkman während der Benutzung öffentlicher Verkehrsmittel abzuspielen. Die Folge hiervon war, dass der Patient sich gezielt auf für ihn emotional attraktive interessante Informationen (Fußballreportagen) konzentrierte und hierdurch den Einfluss der aggressiven Stimmen massiv schwächen konnte. Dies klappte analog zum Tinnitus-Masking v. a. deswegen, weil das Hören von Fußballreportagen emotional positiv getönt war. Durch die Anwendung dieser Selbsthilfestrategie war der Patient nun in der Lage, bis zu zwei Stunden lang öffentliche Verkehrsmittel zu benutzen, auch zur Hauptverkehrszeit. Dies stärkte sein Gefühl von Kontrollierbarkeit der Stimmen und allgemein das Gefühl, sein Leben wieder in die Hand nehmen zu können (Selbstwirksamkeit, Empowerment). Zugleich schwächte diese Bewältigungserfahrung die Erwartungsängste („Ich werde es diesmal wieder nicht schaffen, da die Stimmen zu laut werden und ich das nicht aushalten kann"), die zuvor bereits zu Beginn einer Fahrt mit öffentlichen Verkehrsmitteln auftraten.

Summen und Singen als Maskierungsstrategie

Auch *Summen und Singen* kann eine sehr wirkungsvolle Maskierungsstrategie sein. Dies liegt teilweise wieder an der Informationskonkurrenz. Man hat festgestellt, dass die Kehlkopfmuskulatur während des Auftretens akustischer Halluzinationen innerviert ist (Carter et al., 1996). Andererseits ist neurobiologisch belegt, dass Summen oder auch Singen die Ausschüttung „endogener Morphine" (Endorphine) fördert (Kreutz et al., 2004) und so die Stimmung während des Auftretens von Stimmen günstiger werden kann. Dies scheint eine sehr wirksame Strategie zu sein, weil wir beobachten konnten, dass Patienten, die (etwa i. S. einer schizodepressiven Episode) depressiv waren, den chronischen Stimmen immer massiver ausgeliefert waren als wenn die Stimmung ausgeglichen war. Auch *Ablenkungsstrategien*, wie Spiele machen, Kontakt zu anderen aufnehmen (z. B. telefonieren) sind bei einigen Patienten effizient.

Ablenkungsstrategien können hilfreich sein

Bei manchen unserer Patienten hat sich gezeigt, dass das Auftreten von Stimmen sehr stark an innere Zustände hoher Grundspannung der Patienten gekoppelt ist. Diese können durch belastende Ereignisse (z. B. innerfamiliäre Konflikte, Zeitdruck am Arbeitsplatz), negative Stimmungen wie Ärger, Ängste, Wutgefühle usw. ebenso bedingt sein wie durch starke physikalische Stimulation. Beispiele für Letzteres sind Einkäufe in der Innenstadt mit vielen Passanten oder in Großkaufhäusern (z. B. Hintergrundmusik, viele optische Reize).

Kann eine solche *klare Kopplung von Spannungsanstieg und dem vermehrten Auftreten von Stimmenhören* bzw. der Zunahme von aggressiven Stimmeninhalten nachgewiesen werden (ggf. durch Therapeuten begleitete Expositionen mit den potenziellen Auslösesituationen), hilft auch das Einüben von Strategien zur Spannungsreduktion. Als sehr effizient hat sich hierbei die *Progressive Muskelrelaxation (PMR)* erwiesen.

Entspannungsübungen können hilfreich eingesetzt werden

PMR verfolgt dabei bei chronischem Stimmenhören *vier Ziele:* Spannungsreduktion, Verbesserung der Selbstwahrnehmung, Aufbau verbesserter Symptomkontrolle und damit Selbstwirksamkeit. Neben der *Spannungsreduktion* dient die PMR auch als Training der häufig bei schizophrenen Patienten eingeschränkten körperlichen *Selbstwahrnehmung*, d. h. verbesserten „self-monitoring" von körperlichen Signalen erhöhter Spannung.

Letzteres geschieht auch gerade dadurch, dass in der PMR der Unterschied zwischen Entspannung und Anspannung explizit fokussiert wird. So lernt der Patient beispielsweise die Selbstinstruktion: „Ich spüre ganz genau die Spannung in meinen Muskeln … Ich spüre wie alle überflüssige Spannung schrittweise entweicht, und ich Zeit gewinne, neue Energie zu tanken …".

Das systematische Herbeiführen von kontrollierter muskulärer Anspannung im Training vermittelt den Patienten, die oft gerade unter einem Gefühl von Kontrollverlust und Fremdbestimmtheit durch die Stimmen leiden, außerdem ein Gefühl von *Kontrollierbarkeit und Sicherheit.* Dieses Gefühl kann zusätzlich durch die Art der Instruktion und auch durch die Technik des „inneren sicheren Ortes" ausgebaut werden. Eine Selbstinstruktion hierzu, die der Patient lernen könnte, wäre: „Ich sitze sicher und fest auf meinem Stuhl und spüre, wie die Rückenlehne meinen Rücken stützt, meine Füße fest auf dem Boden stehen usw.".

Für einige Patienten eignen sich auch Übungen zum „inneren sicheren Ort", wie sie etwa auf der CD mit imaginativen Entspannungsübungen von Reddemann (2003) zu finden sind. Da viele aufrechterhaltende Meidungsverhaltensweisen in dem Wunsch des Patienten nach Sicherheit begründet sind, kann die Imagination des „inneren sicheren Ortes“ als Alternative zum Vermeiden aufgebaut und damit der Teufelskreis der Chronifizierung durchbrochen werden.

Wie bedeutsam der Aufbau eines Gefühls von Kontrollierbarkeit ist, belegen auch folgende Aussagen zum Stimmenhören (Splitter, 2003):

Beispiel:
Ziel ist es, die Stimmen als „innere Begleiter“ anzunehmen und wieder „Herr im eigenen Haus“, den Stimmen ein „selbstbewusstes Gegenüber“ zu werden. „ … Vielleicht liegt es an den Stimmen – die haben mich zu einer Powerfrau erzogen. Ja, ich habe irgendwann beschlossen aufzuhören, Opfer zu sein. Irgendwann hatte ich die Nase voll. Die manchmal alles beherrschende Angst ist weg. Die Stimmen können mir keine Angst mehr einjagen.“

Alltagstransfer gezielt üben

Um einen hinreichenden *Alltagstransfer zu gewährleisten,* üben wir diese Strategien therapeutenbegleitet in möglichen Anwendungssituationen ganz gezielt ein. Wenn Patienten sich maximal 30 Minuten in Großkaufhäusern aufhalten können, bevor die Stimmen hoch aversiv werden, lernen sie, sich zu Rush-Hour-Zeiten nach 20 Minuten zurückzuziehen und einen reizarmen Ort aufzusuchen. Ein Beispiel hierzu wäre ein ruhiger Ort in der erreichbaren Nähe des Einkaufszentrums, wie z. B. der Hinterhof eines Altenheimes, die Kapelle am Platz oder aber auch das WC des Kaufhauses. Die Patienten werden dann weiterhin darin trainiert, an diesen Orten die Augen zu schließen, auch gegebenenfalls die Ohren kurzfristig zuzuhalten und sich entspannende Situationen vorzustellen, in denen sie sich sicher und geborgen fühlen.

Ergänzt werden kann diese Technik um die *verlängerte Ausatmung.* Ein Beispiel für eine Instruktion ist etwa: „Sie atmen doppelt so lange aus wie ein und benutzen bei der Ausatmung die ‚Lippenbremse‘, um die Luft langsamer entweichen zu lassen“. Durch diese protrahierte Expiration wird der Parasympathikus als Gegenspieler zum Sympathikus, der die Stressreaktion trägt, maximal stimuliert. Dieses Vorgehen kann bei Schwierigkeiten des Patienten in der Selbstwahrnehmung und der korrekten Ausführung der PMR sowie dem verlängerten Ausatmen einzeltherapeutisch mit *Biofeedback* des Hautleitwiderstandes unterstützt werden. Hierbei kommt es beim Anstieg der Spannung zu einer Zunahme und bei der Entspannung zu einem Abfall der Frequenz eines akustischen und visuellen Feedback-Signals.

Biofeedback

4.3 Kognitiv-verhaltenstherapeutische Interventionen bei chronischem Wahn

4.3.1 Schaffung der Voraussetzungen: Normalizing und Erfahrungsanalogien

Normalisierung, Vermittlung des kognitiven Modells, ein wertschätzender Umgang mit den emotionalen Folgen der wahnhaften Fehlinterpretationen und darauf aufbauend das Praktizieren des „collaborative empirism" sind notwendige Vorbedingungen für erfolgreiches kognitives Arbeiten mit Wahninhalten und/oder deren Folgen. Das therapeutische Vorgehen wird hier jeweils exemplarisch erläutert.

Normalisierung

Destigmatisierung durch *Normalisierung* (vgl. auch Kapitel 4.1.4) wird gefördert, indem der Therapeut vermittelt, dass selbst *wahnhafte Überzeugungen* sich von normalpsychologischen Erlebnissen *qualitativ nicht unterscheiden*, sondern lediglich quantitativ. Psychoedukation arbeitet dabei v. a. mit zwei Themen: dem kognitiven Modell mit den typischen kognitiven Verzerrungstendenzen im Alltagsdenken und dem Zwei-Pfade-Modell der Verhaltenssteuerung. Die Hoffnung bei beiden Vorgehensweisen ist, dass der Patient sich hierdurch nicht stigmatisiert fühlt. Dadurch soll verhindert werden, dass der Patient negative Stereotype verinnerlicht (Selbststigmatisierung) und hierdurch seinen Selbstwert vermindert oder auch Reaktanz zeigt und es zu einem Therapieabbruch kommt, da er sich unverstanden fühlt.

Psychoedukation über kognitive Verzerrungen

Die *Psychoedukation über typische kognitive Verzerrungstendenzen im Alltagsdenken* soll verdeutlichen, dass es *keinen qualitativen Unterschied* zwischen emotional relevanten Überzeugungssystemen (d. h. Einstellungen, Bewertungen, Schlussfolgerungen) nicht wahnhafter und wahnhafter Art gibt (vgl. Kapitel 2.3). Die sozialpsychologisch üblichen Verzerrungstendenzen treten bei wahnhaften Überzeugungen lediglich „akzentuiert" auf: Beispiele sind die Tendenz schemakonforme Informationen schneller zu verarbeiten und im Wahrnehmungs- und Erinnerungsprozess zu begünstigen („*conformation bias*") oder selbstwertdienliche Erklärungen für Erfolg und Misserfolg („*self-serving bias*"). Auch die von Beck beschriebenen typischen *Denkfehler* werden bei wahnhafter Symptomatik als gültig angesehen. Beispiele sind Alles-oder-Nichts-Denken, Schwarz-Weiß-Denken, arbiträre Inferenz oder das vorzeitige Ziehen von Schlussfolgerungen („jump to conclusion") auf der Basis minimaler Ausgangsinformation (Morrison, 1998).

Denkfehler nach Beck

Dazu kommen *typische Denkfehler*, die *bei* der *Übergeneralisierung von Gefahr* (vgl. Kasten) auch im Zusammenhang mit Posttraumatischen Belastungsstörungen beschrieben wurden (Ehlers, 1999; Eickhoff et al., 1997).

Typische Denkfehler bei der Übergeneralisierung von Gefahr (Ehlers, 1999):

- *Emotionale Schlussfolgerungen:* „Ich fühle mich ängstlich, deswegen muss es gefährlich sein".
- Eine *Beziehung zwischen unabhängigen Ereignissen sehen:* „Wenn mich jetzt an der Bushaltestelle alle anstarren und jetzt auch noch der Busfahrer die Monatskarte gezeigt bekommen will, dann kann das nur heißen, dass mich alle auf dem Kieker haben".
- *Übergeneralisierung:* „Überall lauern Gefahren, ich bin zu gutgläubig".
- *Selektive Aufmerksamkeit* (Hypervigilanz): „Lauschen hinter jedem Baum".

Zwei-Pfade-Modell der Verhaltenssteuerung als didaktische Analogie

Eine zweite Variante des Normalisierungsansatzes ist die psychoedukative Einführung des sog. *Zwei-Pfade-Modells der Verhaltenssteuerung* (Nelson et al., 1997), d. h. es wird dem Patienten veranschaulicht, dass wir zum einen über ein automatisiertes, eher emotionsgesteuertes System der Verhaltensregulation verfügen und zum anderen über ein rationales, das über logische Schlussfolgerungen funktioniert. Die Vor- und Nachteile beider Systeme werden dem Patienten verständlich gemacht.

Es wird z. B. hervorgehoben, dass in einer Vielzahl von akuten Bedrohungssituationen das schnelle *emotionsgesteuerte und automatische* Reagieren massive Überlebensvorteile in der Evolution verschaffte. Der Vorteil des *rationalen, auf logischer Schlussfolgerung basierenden Systems* besteht hingegen darin, nicht die erst beste Verhaltens- und Erklärungsmöglichkeit aufgreifen zu müssen, sondern gezielter prüfen zu können, was wirklich der Situation, der eigenen Person und den eigenen Zielen angemessen ist. Das rationale System ist weniger störanfällig, benötigt aber auch mehr Zeit.

Schlussfolgerungen des Patienten sind emotionsgesteuert

Der Sinn der Einführung dieser Analogie besteht darin, *den Patienten mit anhaltender Wahnsymptomatik zu vermitteln, dass seine Schlussfolgerungen stark emotionsgesteuert sind.* Dies ist wesentlich leichter vermittelbar als zu versuchen, dem Patienten klarzumachen, dass seine Ängste Ausdruck einer Erkrankung sind, die ihrerseits wiederum auf eine Stoffwechselstörung zurückgeht. Denn für den Patienten ist es oft schwierig, zu akzeptieren, dass er eine seelische Erkrankung hat. Hintergrund sind häufig Sorgen, in dieser Situation mit den eigenen Ängsten und Befürchtungen nicht ernst genommen und stigmatisiert zu werden, bei Höherdosierung von Antipsychotika vermehrt Nebenwirkungen zu haben oder dass gar Zwangsmaßnahmen veranlasst werden.

Ausgangspunkt jeder kognitiven Umstrukturierung ist ein *klares Verstehen des kognitiven Modells*. Dem Patienten muss deutlich werden, dass Ereignisse (Auslöser = A) nicht unmittelbar Konsequenzen (= C) haben. Er muss verstanden haben, dass es die Bewertungsprozesse (= B) sind, die die Folgen (Verhalten, Emotionen, körperliche Befindlichkeitsveränderung usw.) bedingen. Hierzu gibt es didaktische *Lehranalogien*, zum Beispiel: „Wenn ich alleine in einem großen Haus von Freunden übernachte, höre ich plötzlich im Nachbarzimmer die Fensterscheibe klirren. Wenn ich dann denke: ‚Oh, das werden Einbrecher sein, und ich bin unbewaffnet und alleine' werde ich Angst empfinden. Denke ich hingegen: ‚Immer dasselbe mit mir, ich habe bestimmt wieder vergessen, das Fenster zu schließen, jetzt ist die Glasscheibe im Nachbarzimmer kaputt' werde ich Ärger über mich empfinden." Das bedeutet, es ist essenziell für den Patienten zu erkennen, dass Empfindungen nicht eine direkte Folge von Situationen sind, sondern die direkte Folge der Bewertungen dieser inneren oder äußeren Situation. Zu Beginn der kognitiven Umstrukturierung wird daher zumeist das Instrument einer Selbstprotokollierung der Bewertung von Zielsymptomen (wie Stimmenhören) eingesetzt. Diese hat zum Ziel, die Bewertungsprozesse herauszuarbeiten und so einen Ansatzpunkt für Neubewertungen zu finden. Tabelle 5 gibt ein Beispiel für das therapeutische Herausarbeiten dysfunktionaler Bewertungen und Neubewertungen.

Kognitives Modell

Selbstprotokolle

Tabelle 5:
Selbstprotokoll der Bewertung am Beispiel Beziehungsideen

Auslöser	Automatischer Gedanke	Alternativgedanken
Rotes Auto sehen	– Die versuchen mir irgendetwas dadurch zu sagen. – Die wollen mich dadurch auffordern, bestimmte Dinge zu tun. – Die wollen mich kontrollieren.	– Rote Autos gibt es viele. – Die Farbe eines Autos sagt nichts darüber aus, wer drinnen sitzt. – Ein Auto hat mich noch nie verletzt, ich bin übersensibel.

Eine weitere wichtige Strategie ist die Förderung von „Einsicht", indem man – dem Modell der kognitiven Therapie folgend – den *Unterschied zwischen Erfahrungen und Tatsachen deutlich macht*. Ein Beispiel für eine didaktische Analogie, die hier genutzt werden kann, ist folgende (in Anlehnung an Nelson et al., 1997, S. 94 f.):

Beispiel für didaktische Analogien:

„Es gibt Situationen, in denen unsere Wahrnehmung uns eine absolute Gewissheit oder Sicherheit vermittelt, dass wir richtig liegen mit dem, was wir glauben und doch trifft es im Nachhinein nicht immer zu. So haben wir z. B. geglaubt, dass die Nachbarn einen wahnsinnig lautstarken Streit austragen. Und wenn wir zufällig unseren eigenen Fernseher einschalten, kommt heraus, dass es sich um ein Fernsehprogramm handelt. Oder vielleicht kennen Sie das, dass Sie nachts draußen spazieren gehen, und es scheint so, als ob der Mond Ihnen folge. Aber Sie wissen natürlich genau, es ist eine optische Täuschung. Oder Sie glauben, dass ein Freund den Geburtstag vergessen hat, aber später kommt heraus, dass die Geburtstagskarte nur deswegen nicht angekommen ist, weil es einen Streik bei der Post gab …". usw.

Unterschied zwischen Erfahrung und Tatsachen

Eine weitere psychoedukative Strategie besteht darin, dem Patienten zu *verdeutlichen, dass* auch andere *Sichtweisen, die in der Vergangenheit* einmal *Gültigkeit hatten, in der Gegenwart nicht ebenfalls gelten müssen.* Beispiele hierfür sind der Glaube an den Weihnachtsmann, das Gefühl, nach einer Trennung vom Partner nie wieder glücklich werden zu können, und die Erfahrung, dass dieser Fall tatsächlich eingetreten ist usw. Eine weitere Möglichkeit ist es, dem Patienten den *Unterschied zwischen Erfahrungen und Tatsachen zu vermitteln.* Hierzu können Beispiele dienen wie Phantomschmerzen, Tinnitus, Scheinbewegungen von Objekten im Raum, nachdem man bei geschlossenen Augen die Augäpfel gedrückt hat, oder auch optische Täuschungen, die man miteinander anschaut. Auch Tagträume und bildliche Vorstellungen, die man erzeugen kann, stimmen nicht zwingend mit der Realität überein. Wesentlich ist hier die therapeutische Erfahrung des Patienten, dass Wahrnehmung und Realität nicht zwingend übereinstimmen *müssen.*

Gesprächspsychotherapeutische Strategien

Auch *gesprächspsychotherapeutische Strategien* werden bei der Veränderung wahnhafter Interpretationen eingesetzt. Ihre Anwendung zielt nun aber nicht darauf ab, dem Patienten die psychotische Fehlwahrnehmung leichtfertig als real zurückzuspiegeln. Es werden eher Formulierungen genutzt, wie „Wenn ich die Situation genauso interpretieren würde wie Sie, dann wäre ich auch … (z. B. sehr bedrückt/sehr entrüstet usw.)". Das heißt, es geht darum, den interpretativen (Wahn) und erfahrungsbezogenen Bezugsrahmen (Stimmenhören) des Patienten einzunehmen und dann aus dieser Perspektive des „als ob", ihm „validierend" (wertschätzend) seine Empfindungen als verständlich zurückzuspiegeln. Das stabilisiert die therapeutische Beziehung und reduziert Angst und Unsicherheit beim Patienten. Ein häufig belastendes *Problem in der therapeutischen Beziehung* resultiert daraus, *dass der Therapeut die wahnhaften Schlussfolgerungen usw. nicht teilt.* Wie eine Intervention hier aussehen könnte und die therapeutische Beziehung weniger belasten würde, wurde von Nelson beispielhaft beschrieben (in Anlehnung an Nelson et al., 1997, S. 78):

Interventionsbeispiel:

„Ich weiß wirklich nicht, ob Ihre Stimme durch Staub erzeugt wird oder nicht. Ich hab' zwar nie davon gehört, dass so etwas geschieht, aber Menschen können unterschiedlich auf Dinge reagieren, die um sie herum geschehen, also wer weiß? Wichtig scheint mir, dass wir darin übereinstimmen, dass die Stimmen nicht von anderen Personen kommen, obwohl sie sich genauso für Sie anhören. Aber ich glaub' auch nicht, dass das wirklich grundsätzlich was ausmacht, was die Stimmen hervorruft. Das Einzige, was mir wirklich wichtig ist, ist dass wir gemeinsam herausfinden können, wie Sie es schaffen können, die Stimmen weniger einflussreich zu machen."

Ein nächster Schritt führt dann dahin, mit dem Patienten gemeinsam Hypothesen darüber zu entwickeln, was ihn empfänglich für diese (wahnhaften) Sichtweisen und psychotischen Erfahrungen zu Stimmen gemacht hat. Hier können nun Cannabiskonsum, vermehrter Stress, reduzierte Schlafqualität, interpersonelle Belastungen, Lebensereignisse wie Umzüge, Berufsausbildungsbeginn und -ende usw. bis hin zur neurobiologischen Neigung, eine psychotische Störung zu entwickeln, diskutiert werden. Das Entscheidende hierbei ist auszuloten, auf welches „Arbeitsmodell" der Patient sich schlussendlich einlassen kann und ob dann hieraus eine minimale Kooperationsfähigkeit des Patienten erwächst. Das kognitive Modell (s. o.) wird hier ebenso vermittelt (die Macht der Bewertungsprozesse auf die Gefühle und das Handeln) wie die Diskussion von dem, was „psychotische Erkrankungen" oder auch „schizophrene Störungen" bei dem Patienten aus möglichen (Fehl-) Bewertungen auslösen. Antistigma-Arbeit zielt in diesem Zusammenhang sehr stark auf die Vermittlung des Vulnerabilitäts-Stress-Kompetenz-Modells psychotischer Störungen. Denn das Fokussieren auf neurobiologische Faktoren allein könnte zwar zur Regelmäßigkeit der Medikamenteneinnahme motivieren und evtl. auch Schuldgefühle reduzieren, reicht aber nicht aus, um eine aktive Bewältigung oder Bereitschaft für eine kognitive Verhaltenstherapie oder Rehabilitation zu fördern.

Vulnerabilitäts-Stress-Modell reicht nicht

Arbeitsmodell zum Entstehen wahnhafter Ängste erarbeiten

Mit dem Patienten gemeinsam ein *Arbeitsmodell* zu erarbeiten, *wie wahnhafte Ängste entstanden sein könnten*, ist eine schwierige Aufgabe. Eine nützliche Analogie hierbei ist, dass Menschen mit psychotischen Störungen ein *sensitiveres „Gefahrenmeldesystem"* haben, so dass Gefühle von Bedrohtsein frühzeitiger „anspringen". Für diese Gefühle suchte der Patient in seiner störungsbezogenen Lerngeschichte eine Erklärung, die dann natürlich meistens im Verhalten und den Absichten anderer Personen gesehen wird, die in der gegenwärtigen Situation anwesend sind. Ein klinisches Beispiel hierfür ist eine Patientin, die sich immer dann von anderen angegriffen fühlt, wenn diese in ihrer Unterhaltung das Wort „äh“ fallen lassen. Hier ist es wichtig, den entstandenen Teufelskreis systematisch herauszuarbeiten: Gefühle von Bedrohtheit → „Lauschen hinter jedem Baum“ (= Hypervigilanz) = Äh's bedeuten Abwertung → Zunahme der Ängste → weitere „Schärfung“ der Wahrnehmung → mehr Äh's bemerken usw. → sich bestätigt fühlen. Die Folge eines solchen Teufelskreises ist die Ausbildung von Erwartungsängsten, die in einer kommenden ähnlichen Situation ihrerseits wiederum die Gefühle von Bedrohtsein automatisch aktivieren.

Es sollte *nicht* der Versuch unternommen werden, die *Zweifel an dieser „Alternativerklärung“ beim Patienten vollständig auszuräumen*. Vielmehr kann der Therapeut mit dem Patienten gemeinsam darüber nachdenken, dass prinzipiell gerade in sozialen Situationen sehr unterschiedliche Erklärungen und Perspektiven möglich sind. Über die Angemessenheit dieser konkurrierenden Interpretationen sozialer Situationen entscheidet dann häufig, wie nützlich sie zur Verhaltenssteuerung in einer Situation jeweils sind, also z. B. zum Erreichen von wichtigen Zielen und Bedürfnissen.

Teufelskreismodell

Konkret bedeutet das, den Patienten zu ermutigen (evtl. trotz dessen Vorbehalten), sich einmal auf das *Teufelskreismodell* einzulassen. Wenn sich dann hierüber ein Zugang findet, die Gefühle von Bedrohtheit zu reduzieren und sich Ansatzpunkte für bestimmte Therapietechniken zeigen, die der Patient als hilfreich erlebt, rechtfertigt sich das Modell. Den Patienten so zu motivieren, zunächst auf dieser Basis zeitlich befristet Erfahrungen mit neuem Verhalten zu machen, kann ein wichtiger Einstieg in veränderte kognitive Bewertungen sein. Gezielt kann das über *Verhaltensexperimente* (s. u.) geschehen: Hier wird der Patient dazu ermutigt, zu prüfen, welche von mehreren möglichen Alternativerklärungen hilfreich sind.

4.3.2 Strategien der kognitiven Umstrukturierung bei persistierendem Wahn

Motivation des Patienten Voraussetzung für Veränderungen

Eine Voraussetzung für die erfolgreiche Anwendung von kognitiven Umstrukturierungsstrategien ist, dass der Patient überhaupt erst motiviert wird, seine Ansichten und Interpretationen in Frage zu stellen. Der Therapeut versucht durch die eben dargestellten Strategien, Patienten zu motivieren, nach Gründen oder auch Gegenargumenten für die Gültigkeit bestimmter Schlussfolgerungen zu suchen oder auch sog. Verhaltensexperimente durchzuführen, die gemeinsam mit dem Therapeuten geplant werden. Letztere dienen dazu, gezielt Grundannahmen zu überprüfen, die im Zusammenhang mit der wahnhaften Überzeugung stehen. Hierbei muss man berücksichtigen, dass der Patient auf Grund der neurobiologisch bedingten Veränderung der Figur-Grund-Wahrnehmung (Salience-Hypothese, vgl. Kapitel 2.2) von seinen Wahrnehmungen häufig so stark überzeugt ist, dass er gar nicht erst logische Konsistenz und auch Evidenz für die Richtigkeit seiner Annahmen sucht. Daher ist oft *als erster Schritt* notwendig, *„Zweifel zu sähen"*. Dies gelingt meist dann leichter, wenn die Interventionen negative emotionale Folgen beim Patienten reduzieren, also z. B. Gefühle von Niedergeschlagenheit oder auch Ängste. Hierzu stehen in der kognitiven Verhaltenstherapie *mehrere Instrumente* zur Verfügung: das logische Widerlegen und das Konkretisieren.

Zweifel sähen als 1. Schritt

Das *logische Widerlegen* geht von der Frage des Therapeuten an sich selbst aus: „Warum scheint es mir unplausibel oder weit hergeholt wie der Patient anzunehmen, dass …?". Das Vorgehen ist aber zwingend gebunden an die Verwirklichung des Ansatzes des „collaborative empirism": Logisches Widerlegen muss dabei vom Patienten emotional als Instrument akzeptiert sein, durch das er mit Unterstützung des Therapeuten selbst prüfen kann, ob seine (z. B. ängstigende) Vorstellung die stimmigste Erklärung der Situation oder Erfahrung darstellt. Ohne „collaborative empirism" würde die Intervention lediglich die therapeutische Arbeitsbeziehung belasten und im äußersten Fall zum Behandlungsabbruch oder gar zum „Einbau" des Therapeuten als Teil eines Komplotts in sein paranoides Erklärungsmodell führen.

Logisches Widerlegen

Klinisches Beispiel zur Methode des „Logischen Widerlegens":

Der Patient wird während des Therapiegespräches plötzlich ängstlich oder ärgerlich, da er z. B. auf Grund der Geräusche des Hin- und Herschiebens der Stühle in einem Therapiezimmer, das räumlich über dem des Therapeuten liegt, wähnt, dass Personen im Raum oberhalb des Therapieraumes seine Gedanken lesen können. Jetzt kann der Therapeut z. B. darauf folgendermaßen eingehen:

„Ich sehe Sie sind durch die Geräusche sehr angespannt. Würde es Ihnen helfen, wenn wir einmal gemeinsam prüfen (Anwendung des Prinzips des „collaborative empirism"), ob das, was Ihnen Ihr Gefühl sagt, überhaupt zutreffen kann? … Das obere Zimmer liegt genauso wie das Therapiezimmer an der rückwärtigen Seite des Gebäudes. So können die Mitarbeiter oberhalb unseres Therapieraumes ja eigentlich gar nicht in der Lage sein, Sie kommen zu sehen?"

Der Therapeut könnte weiter in dieser Situation vorsichtig eine gewisse *Überraschung signalisieren* und sagen, dass er über die Interpretation des Patienten ein wenig erstaunt sei, weil er selbst bisher immer vermutet habe, dass es sich um Geräusche hin- und hergeschobener Stühle handeln würde.

Eine gewisse „Überraschung" zu signalisieren, wenn der Patient eine wahnhafte Erklärung anführt, hat den Vorteil, dass der Therapeut hierdurch indirekt zeigt, dass diese Erklärung nicht gleich jeder erwartet ohne die Glaubwürdigkeit des Patienten anzuzweifeln. Kognitive Umbewertungen müssen Verhaltensexperimenten immer vorangehen, da der Patient kein emotionales Risiko eingehen wird (z. B. realen Schaden dadurch zu erleiden), wenn er nicht davon überzeugt ist, dass ein gewisser Zweifel an seinen Ansichten auch berechtigt ist.

Konkretisierung

Konkretisierung der wahnhaften Inhalte ist eine weitere Strategie „Zweifel zu sähen". Eine Aussage etwa wie „Man ist hinter mir her." ist zu allgemein, um nach bestätigenden bzw. widerlegenden Informationen in aktuellen und vergangenen Situationen zu suchen oder Verhaltensexperimente zur Überprüfung von Annahmen (s. u.) gezielt durchführen zu können. Auch kann der Konkretisierungsversuch in der Therapie dazu führen, dass der Patient bemerkt, dass er sich eigentlich gar nicht so differenziert mit dem Befürchteten auseinander gesetzt hat, sondern eher seinen Emotionen (vgl. „Zwei-Pfade-Modell", s. o.) oder seiner Intuition gefolgt ist.

Der Therapeut muss sich aber immer wieder vergewissern, ob die mangelnde Konkretheit wahnhafter Interpretationen und Überzeugungen nicht auf ganz andere Gründe zurückzuführen ist, auf die er eingehen muss, wenn sie nicht ein Hindernis in der Therapie werden sollen. Manchmal meiden Menschen mit wahnhafter Symptomatik es, die Inhalte zu verbalisieren, weil sie sich mit den massiv negativen *Gefühlen nicht auseinandersetzen* wollen, die hierdurch verursacht werden. Auch *fürchten* Patienten manchmal stark negative *Folgen* für sich und andere, wenn sie über die Wahninhalte sprechen: „Wenn ich sage, was ich befürchte, wird meinen Eltern … (etwas ganz Schlimmes) zustoßen!". Aber auch *die Angst nicht ernst genommen zu werden* oder *vermehrt Medikamente* mit höherem Nebenwirkungsrisiko einnehmen zu müssen, können Gründe für eine mangelnde Konkretisierung von Wahninhalten des Patienten sein. Schließlich können auch die *Wahninhalte selber* hierfür der Grund sein, dass der Patient sich bezüglich der Wahninhalte wenig öffnet, z. B. wenn der Patient, sich in einer geheimen Mission wähnt, die er nicht kommunizieren darf. Solche Gründe müssen präzise abgeklärt und die kognitiven Umstrukturierungen sehr behutsam auf den Weg gebracht werden. Mit jedem Schritt im Erarbeiten von Erklärungsalternativen zu den wahnhaften Interpretationen muss der Therapeut jeweils den Akzeptanzspielraum beim Patienten für die Aufnahme von Inkonsistenzen und Widersprüchen ausloten, um die therapeutische Beziehung nicht vorschnell zu belasten.

Logisches Schlussfolgern

Neben der Konkretisierung ist das *„logische Schlussfolgern"* eine weitere wichtige Strategie. Wenn Freunde, Bekannte oder die Familie des Patienten Zweifel an den wahnhaften Inhalten in der Vergangenheit hatten oder auch solche beim therapeutischen Personal auftreten, liegt dies meist daran, dass irgendetwas in der Schlussfolgerung des Patienten inkonsistent und widersprüchlich erscheint. Solche Inkonsistenzen und Widersprüche müssen zunächst sehr präzise geklärt sein: „Warum denke ich als Therapeut, dass das, was der Patient befürchtet, sehr unwahrscheinlich oder unplausibel ist?“ Die Antwort auf diese Frage entscheidet über die Richtung des therapeutisch zu unterstützenden Schlussfolgerungsprozesses. Ein Beispiel für diese Intervention ist in der folgenden Fallvignette in Anlehnung an Nelson et al. (1997) dargestellt. Hier sieht man auch deutlich, dass zunächst alle Voraussetzungen der Schlussfolgerung gesammelt werden und dabei jeweils geprüft wird, ob der Patient dem zustimmen kann: „Wenn also richtig ist, dass … und auch dass …, dann kann doch eigentlich nicht stimmen, was Ihnen Ihr Gefühl sagt, nämlich dass …“.

Fallbeispiel Anwendung der kognitiven Strategie „logisches Schlussfolgern“:

Ein Patient hat massive Ängste, da er befürchtet, dass zwei Pfleger auf der geschlossenen Aufnahmestation ihn im Sinne einer kriminellen Handlung vorsätzlich in einem Krematorium einäschern lassen wollen. Macht der Therapeut sich in diesem Zusammenhang klar, dass ein solches Verhalten ja nicht nur Antipathie voraussetzt, sondern massive Hassgefühle und die Bereitschaft auch das Risiko juristisch für einen Mord zur Rechenschaft gezogen zu werden, einen Sarg auf die Station zu schaffen, der dann anschließend ins Krematorium geschafft wird und ohne Erlaubnis dort verbrannt wird, wird die Zielrichtung der therapeutischen Lenkung der Widerspruchserfahrung ja deutlich.

Th: Wenn jemand Sie mag, kann er Sie dann gleichzeitig auch hassen?

Pat: Nein.

Th: Wie erleben Sie denn die beiden Pfleger, eher angenehm oder unangenehm, wenn Sie mit Ihnen sprechen?

Pat: Angenehm.

Th: Sind die beiden denn eher unterstützend, wenn Sie mit einem Problem zu ihnen kommen oder nicht?

Pat: Unterstützend.

Th: Wenn jemand im Kontakt eher angenehm und hilfreich ist, ist das dann ein Hinweis dafür, dass er einen mag oder hasst?

Pat: Dass er ihn mag.

Th: Sie sagten mir, dass die Pfleger eher angenehm und hilfreich für Sie sind. Ist das eher ein Anhaltspunkt dafür, dass Sie sie mögen oder hassen?

Pat: Sie mögen mich.

Th: Welche Gefühle hätte jemand, wenn er jemand anderen beim lebendigen Leibe einäschern lassen wollte? Würde er ihn mögen oder hassen?

Pat: Hassen.

Th: Glauben Sie, wenn eine Person jemand anderen mag und ihn nicht hasst, dass er ihn dann bei lebendigem Leibe verbrennen lassen wollte?

Pat: Nein.

Th: Sie wissen, dass die beiden Pfleger eher angenehm im Kontakt sind und auch eher hilfreich, wenn Sie mit Problemen zu ihnen kommen? Sie wissen weiter, dass jemand, der Sie mag, Sie nicht gleichzeitig hassen kann. Aber nur, wenn jemand Sie wirklich hasst, könnte er Sie auch bei lebendigem Leibe verbrennen wollen. Es sieht also so aus, als würden die beiden Sie nicht bei lebendigem Leibe verbrennen wollen, obwohl Sie manchmal das Gefühl haben, die können das wollen. Was denken Sie?

Damit der Therapeut weiß, auf welche Inkonsistenzen er mit der Methode des „logischen Schlussfolgerns" hinführen soll, hat es sich bewährt, sich vor der Durchführung der Intervention zu fragen: *„Wenn diese wahnhafte Überzeugung nun wahr wäre, was würde daraus folgen und was wäre im Widerspruch zu dem, was aktuell ist?"* Wenn ein Patient etwa der Ansicht ist, sein Nachbar hätte magische Fähigkeiten, die Zukunft vorauszusagen, könnte der Therapeut z. B. folgende Frage aufbringen: „Würde der Nachbar dann wirklich in dieser kleinen schäbigen Mietwohnung wohnen, wenn er diese Gabe hätte? Denn dann könnte er ja die nächsten Lottozahlen voraussagen und mit dem Vermögen ein großes Haus kaufen." Oder ein anderes Beispiel wäre einen Patienten mit einem Dermatozoenwahn zu fragen: „Wenn es wirklich Ameisen wären, die unter Ihrer Haut laufen, würden diese dann nicht ersticken, weil es da doch gar keinen Sauerstoff gibt?".

Vorwissen des Patienten berücksichtigen

Hierbei muss jeweils aber geprüft werden, ob der Patient das *nötige Vorwissen* für einen solchen Schlussfolgerungsprozess hat bzw. akzeptiert oder *ob das Vorwissen noch gefestigt* werden muss. In dem zuletzt genannten Beispiel ist etwa die Frage wichtig: „Weiß der Patient, dass Ameisen Sauerstoff benötigen oder weiß er, dass unter der Haut kein Sauerstoff vorhanden ist" usw. Man kann zwar Informationen psychoedukativ einführen, aber *wenn sich veränderte Schlussfolgerungen beim Patienten auf zu viel neue Informationen stützen müssen, wird es sehr schwer*, wahnhafte Überzeugungen zu erschüttern. Denn der Patient könnte sich in dem Fall nur auf sehr wenig subjektiv verlässliches Wissen stützen. Zunächst muss also alles, was als mögliche Gegenevidenz zu der wahnhaften Überzeugung später im Therapieprozess verwendet werden kann, kognitiv und emotional sehr gut etabliert sein. Wenn dies nicht der Fall ist und so *zu frühzeitig* Kernaspekte der wahnhaften Überzeugung in Frage gestellt werden, kommt es eher zum *„confirmation bias“*, d. h. zu Umdeutungen der Gegenargumente, um sie so zur wahnhaften Interpretation passend zu machen. Bezogen auf unsere vorangehenden Beispiele müßte der Therapeut immer wieder den Patienten nach Beispielen dafür fragen, woran dieser erkennen kann, dass die beiden Pfleger sich um ihn bemühen und freundlich dabei sind, bevor er diese Erfahrung in einem zweiten Schritt in einen Widerspruch zu den wahnhaften Ängsten bringt. Wenn der Therapeut dies nicht macht, kommt es zur Anpassung der fraglichen Kontraevidenz an das Wahnsystem, z. B.: „Ja, vielleicht hat der Pfleger mich gar nicht freundlich angelächelt, sondern vielleicht war es ja nur ein scheinheiliges Grinsen, das mich in Sicherheit wiegen soll.“

Confirmation bias

Oft wird empfohlen, die *Festigung der „Puzzleteile“* (Sammeln von Vorerfahrungen oder Vorwissen) und das *„Zusammensetzen des Puzzles“ (die logische Schlussfolgerung) zeitlich zu trennen.* Dies kann idealerweise in getrennten Sitzungen geschehen oder minimal –wenn Zeitdruck besteht– innerhalb der gleichen Sitzung, aber durch ein anderes Thema getrennt. Insofern ist es also sehr wichtig, die *möglichen Konsequenzen der Präsentation von Widerspruchserfahrung beim Patienten zu antizipieren*, um eine möglichst gute Vorbereitung für den eigentlichen kognitiven Umstrukturierungsprozess zu haben. In der gegenwärtigen Literatur zur kognitiven Therapie bei Wahn und Halluzination werden zu wenig grundlagenwissenschaftliche Erkenntnisse mit einbezogen, unter welchen motivationalen Voraussetzungen es überhaupt zu einer erfolgreichen Veränderung von (hier wahnhaften) Bewertungen (kognitive Umstrukturierungen) kommen kann.

Merke: Konsequenzen von kognitiven Interventionen berücksichtigen!

Eine subjektive (auch die wahnhafte) Überzeugung wird dann *nicht* verändert, wenn ihr Ergebnis
- eine Abnahme von Selbstwert bedeutet,
- die Erwartung, die eigene Zukunft und Situation kontrollieren zu können, reduziert,
- Unlust vermehrt oder
- das Gefühl verstärkt, anders als die Gleichaltrigen zu sein und damit die Angst sozial von der „peer group“ ausgeschlossen zu werden.

Sollten also die wahnhaften Überzeugungen aus Gründen einer solchen Funktionalität chronifiziert sein und aufrecht erhalten werden, müssen zunächst alternative Strategien zum Aufbau und zum Erhalt von Selbstwert, Kontrolle, Lust und Zugehörigkeit entwickelt werden. Auch die Art, wie der Therapeut vorwärts geht, ist hierbei entscheidend. So darf er weder bei der Erarbeitung von Widerspruchserfahrung zu enthusiastisch sein, noch nachher bei der Induktion von kognitiver Dissonanz über kognitive Techniken „auftrumpfend" wirken.

Beispielformulierungen für logisches kognitives Schlussfolgern:
Ich hab' noch mal darüber nachgedacht, was wir kürzlich besprochen haben und da hat mich etwas verwirrt. Vielleicht können wir ja darüber mal sprechen. So haben Sie damals gesagt, ... und das ist doch eigentlich ein wenig ein Widerspruch zu ... *Anwendungsbeispiel (Nelson et al., 1997, S. 130):* Letzte Woche erzählten Sie mir, dass die beiden Krankenpfleger eigentlich immer sehr freundlich zu Ihnen sind und auch ihre Unterstützung beim Lösen Ihrer Probleme äußerst hilfreich ist. Und dass dies eigentlich ein gutes Zeichen dafür ist, dass die beiden Sie mögen. ... Und hier bin ich absolut sicher, dass Sie auch Recht haben, denn Menschen machen ja nichts Angenehmes für einen, wenn Sie einen nicht mögen. Und dann habe ich auch daran gedacht, was Sie mir kürzlich erzählt haben, dass Sie glauben, dass, wenn man jemanden bei lebendigem Leibe verbrennen will, man ihn wirklich hassen muss. Daher schien es mir, als ich dann noch mal darüber nachgedacht habe, absolut vernünftig davon auszugehen, dass die beiden Pfleger Sie mögen und nicht hassen können, dass sie da ja nicht wirklich Sie bei lebendigem Leibe im Krematorium einäschern lassen wollen können. Macht das auch für Sie Sinn? Was denken Sie?

Emotional akzeptable alternative Erklärungen geben

Selbst beim erfolgreichen Durchführen logischen Schlussfolgerns ist es wichtig, dem Patienten zusätzlich eine emotional akzeptable alternative Erklärung dafür zu vermitteln, wieso er zu der wahnhaften Fehlwahrnehmung und/oder -interpretation kommen konnte. Eine Möglichkeit wäre z. B., dass er vielleicht sehr intensiven Gefühlen und daraus resultierenden automatischen Gedanken gefolgt ist. Die Teilschritte der kognitiven Methode des „logischen Schlussfolgerns" sind im Kasten nochmals abschließend zusammengefasst.

Teilschritte beim therapeutischen Schlussfolgern nach Nelson et al. (1997):
– Was spricht aus Sicht des Therapeuten gegen die Plausibilität der wahnhaften Überzeugung? – Worauf stützt der Patient seine wahnhafte Überzeugung?

- Wenn der Patient über Teilerfahrungen verfügt, die im Sinne von Gegenerfahrungen nützlich sind, verstärke sie.
- Wenn der Patient über keine Widerspruchserfahrungen verfügt, etabliere sie.
- Korrigiere Fehlannahmen!
- Versuche zu antizipieren, in welcher Weise der Patient die Widerspruchserfahrungen mit seiner wahnhaften Überzeugung zusammenbringt, anders als die wahnhafte Überzeugung selber zu verändern.
- Greife die Widerspruchserfahrungen noch einmal auf. Fasse zusammen, warum sie sinnvoll waren und worauf sie sich auch stützen.
- Unterstütze die alternative Schlussfolgerung, die die wahnhafte ablösen soll.

Im Folgenden demonstrieren wir noch einmal die Schritte an einem weiteren Fallbeispiel in Anlehnung an Nelson et al. (1997):

Fallbeispiel für „logisches Schlussfolgern":

Ein 27-jähriger Biologiestudent hat akzeptiert, dass er eine schizophrene Erkrankung hat und weiß aus der Vergangenheit auch, dass halluzinatorische Erlebnisse dazugehören. Dieser junge Mann berichtet nun darüber, dass er kleine Männchen in seinem Kopf habe, von denen er fortwährend spüre, wie sie innerhalb seines Schädels zwischen seinem linken und rechten Ohr hin und her laufen würden.

Th: Woher wissen Sie eigentlich, dass diese kleinen Männchen in Ihrem Kopf herumlaufen?

Pat: Ich höre, wie die reden und spüre, wie sie von einem Ohr zum anderen laufen.

Th: Seit wann ist das?

Pat: Seit einigen Tagen.

Th: Wie viele sind das?

Pat: Ein halbes Dutzend glaube ich.

Th: Wie groß sind sie?

Pat: Etwa 2 1/2 bis 4 cm groß, sie laufen innerhalb eines Hohlraumes im Kopf.

Th: Wie groß ist der Hohlraum?

Pat: Etwa 14 x 8 cm

Th: Wie kamen diese Männchen in diesen Hohlraum rein?

Pat: Über meine Ohren. Über mein Gesicht können sie nicht reingekommen sein, denn ein Freund hat mir versichert, dass ich keinerlei Narben in meinem Gesicht habe …

Th: Warum haben Menschen überhaupt Köpfe?

Pat: Um ihr Gehirn zu transportieren.

Th: Wie groß ist das Gehirn?

Pat: Ungefähr genauso groß wie der Schädel.
Th: So füllt normalerweise das Gehirn den Schädel ohne Lücke aus?
Pat: Ja.
Th: Welche Funktion hat das Gehirn?
Pat: Dadurch können wir sehen, hören und auch sprechen.
Th: Wenn also jemand sehen, hören und sprechen kann, funktioniert sein Gehirn normal?
Pat: Ja.
Th: Kann das Gehirn irgendwie zusammengedrückt werden?
Pat: Ja, z. B. durch einen Tumor.
Th: Funktioniert ein zusammengequetschtes Gehirn normal?
Pat: Nein.
Th: Würde das einen Einfluss auf die Fähigkeit zu sehen, zu hören und zu sprechen haben, wenn das Gehirn in irgendeiner Weise zusammengequetscht wäre?
Pat: Ja.
Th: Wie ist denn das bei Ihnen? Können Sie sehen, hören oder sprechen?
Pat: Ja.
Th: Wenn Sie also sehen, hören und sprechen können, haben Sie also ein normal funktionsfähiges Gehirn?
Pat: Ja.
Th: Wenn Ihr Gehirn also normal ist, kann es nicht zusammengequetscht sein. Wie kann denn darin ein so großer Hohlraum von ca. 14 x 8 cm sein?
Pat: Ich glaube, das kann nicht sein …
Th: Im Biologieunterricht habe ich gelernt, dass der Gehörgang bis zum Trommelfell führt. Haben Sie das auch im Studium gelernt?
Pat: Ja.
Th: Was macht das Trommelfell?
Pat: Es wird durch Schallwellen bewegt und die Vibration wandelt sie in Nervenimpulse um, die ins Gehirn gesendet werden.
Th: Kann es das machen, wenn es beschädigt ist?
Pat: Nein.
Th: Woher wissen Sie, dass diese kleinen Männchen nicht irgendwo anders, irgendwo in Ihrem Gesicht in Ihr Gehirn gekommen sind?
Pat: Weil ich dann Narben im Gesicht hätte, die mindestens 2 1/2 cm Länge hätten oder mehr und das ist nicht der Fall.
Th: So, das heißt, wenn die Männchen über Ihre Gehörgänge in das Gehirn gelangt wären, müßten sie im Trommelfell auch eine Narbe von mindestens 2 1/2 cm Länge gemacht haben? Ist das richtig?
Pat: Ja.
Th: So wären Sie mit einer solchen Narbe im Trommelfell in der Lage normal zu hören?

Pat: Nein.
Th: Können Sie mit beiden Ohren zurzeit hören?
Pat: Ja.
Th: So kann es gar nicht sein, dass Sie innerhalb des Trommelfells ein solches Loch haben, durch das die Männchen eingedrungen sind und so können die Männchen eigentlich in dieser Art gar nicht in das Gehirn gelangt sein?
Pat: Nein, ich glaube nicht.
Th: Und Sie sind sich ganz sicher, dass die Männchen nicht auf eine andere Art in Ihr Gehirn gelangt sein können, weil Sie nirgendwo sonst im Gesichtsschädel Narben aufweisen. Und ich bin auch ziemlich sicher, dass ziemlich viel Blut verkrustet noch auf Ihrer Haut kleben müßte, wenn eine solche Verletzung von 4 x 2 1/2 cm irgendwo in Ihrem Kopf wäre?
Pat: Das ist richtig.
Th: So können also diese kleinen Männchen gar nicht in Ihrem Kopf sein?
Pat: Nein.
Th: Das heißt, Sie haben das Gefühl in Ihrem Kopf als ob kleine dünne Füße von einem Ohr zum anderen laufen. Das muss ein schreckliches Gefühl sein. Möglicherweise könnte das ja auch eine andere Art von Trugwahrnehmung sein wie Sie das auch von früher kennen in solchen Krankheitsphasen? ... Obwohl das ein schreckliches Gefühl ist, können Sie also eigentlich zumindest beruhigt sein, dass da nicht wirklich kleine Männchen in Ihrem Kopf leben und Ihr Gehirn weiter gut funktioniert.

4.3.3 Widerspruch und Bestätigung der eigenen Erfahrungen

Unser soziales Wissen wird in „Drehbüchern" gespeichert, die in verallgemeinerter Form unsere sozialen Erfahrungen repräsentieren. Sie werden als kognitive Schemata bezeichnet und dienen der Verhaltenssteuerung in unserem sozialen Alltag. Auch Misstrauen wie im paranoiden Erleben über die mögliche Schädigungsabsicht anderer wird, wie kognitiv-sozialpsychologische Untersuchungen zeigen, so repräsentiert. Schemakonforme Erfahrungen werden ganz allgemein und auch spezifisch im paranoiden Erleben in der Erinnerung und bei Wahrnehmungen begünstigt. Dies wird als „Tendenz zur Bestätigung" (*confirmatory bias)* bezeichnet. Gemeint ist, dass mit dem wahnhaften Erklärungsmodell übereinstimmende vergangene Erfahrungen eher erinnert werden als widersprechende und auch im Wahrnehmungsprozess solche Erfahrungen bevorzugt wahrgenommen werden.

Confirmatory bias

Solche schemagesteuerten automatischen Prozesse sollen in der kognitiven Therapie für den Patienten überprüfbar gemacht werden. Bei wahnhafter Symptomatik greift der Therapeut sowohl vergangene Erlebnisse und aktuelle Wahrnehmungsverzerrungen auf als auch Ergebnisse der kognitiven Überprüfung in der Therapie. Die Leitfrage zielt immer auf die (subjektive) Evidenz: „Welche Erfahrungen belegen die Erwartungen des Patienten?". Der Therapeut bereitet ggf. in der Therapiesitzung mit dem Patienten gemeinsam die Überprüfung seiner (paranoiden) Annahmen in sog. Verhaltensexperimenten systematisch vor. Viele kognitive Interventionen sind dabei nicht auf die Wahninhalte unmittelbar gerichtet, sondern auf deren Folgen. Das heißt, die kognitiven Interventionen werden durch die Überlegung gesteuert: „Wenn die (wahnhafte) Annahme des Patienten richtig wäre, welche Folgen wären dann hiermit verbunden?" Wenn der Patient z. B. davon überzeugt ist, dass ein Familienangehöriger ihn vergiften möchte, um zu erben, dann würde man mit dem Patienten die hieraus resultierenden Implikationen erarbeiten: Also, z. B. dass der Angehörige Zeichen von Missgunst oder Antipathie zeigen müsste, dass der Besitz des Patienten überhaupt hoch genug ist, damit das Risiko einer möglichen Haftstrafe sich überhaupt lohnen würde usw.

Probleme bei der kognitiven Umstrukturierung

Einige *spezielle Probleme* bei der kognitiven Umstrukturierung wahnhafter Überzeugungen können in folgenden Bereichen bestehen. So gibt es einige Patienten, die gar nicht nach bestätigenden Erfahrungen suchen, da das Gefühl von subjektiver Gewissheit so stark ausgeprägt ist, dass der Sachverhalt für den Patienten völlig klar ist. Hierauf sollte der Therapeut eher *validierend* eingehen durch Formulierungen wie etwa „Das … ist für Sie so offensichtlich, dass Sie sich niemals gefragt haben, was dafür oder dagegen spricht. Ist das richtig?" Um in einem solchen Fall kognitive Techniken anwenden zu können, muss vorbereitend mit dem Patienten erst einmal unabhängig von den Wahninhalten erarbeitet werden, dass *Gefühle starker subjektiver Gewissheit auch dazu führen können, dass falsche Annahmen nicht hinterfragt werden.* Erst auf diese Weise vorbereitet würde ein Patient sukzessive beginnen, etwa seine Annahme zu prüfen, ein Angehöriger sei seit ca. drei Jahren durch einen Double ausgetauscht worden. Dies könnte er beispielsweise tun, indem er das fragliche Double nach frühen Kindheitserinnerungen fragt und hier mit dem Therapeuten zuvor im Sinne eines Verhaltensexperimentes genau festlegt, was im Sinne einer korrekten Antwort zu werten ist: „Was wären Antworten, die ein Double nicht wissen könnte?".

Ein weiteres Problem besteht dann, wenn der Patient sich auf *okkultes oder esoterisches Wissen* bezieht, das er aus irgendwelchen Filmen oder Büchern hat. In diesem Fall kann es für den Therapeuten sehr hilfreich sein, sich mit den Ausgangsideen im Original zu beschäftigen, um Ansatzpunkte für mögliche Fehlinterpretationen des Patienten zu finden. So könnte ein Patient z. B. seine Restsymptomatik fälschlicherweise auf die Einnahme von Neuroleptika zurückführen, da er in esoterischer Literatur gelesen hat, dass Psychopharmaka spirituelle Kräfte unterdrücken. Hat der Therapeut dies dann durch Lektüre der Literatur des Patienten verstanden, kann er z. B. ins Feld führen, dass es bereits vor Einführung der Neuroleptika schizophrene Erkrankungen gab und auch die Langzeitstationen von psychiatrischen Krankenhäusern z. T. voll sind mit Patienten, die gar keine Medikation bekamen und trotzdem eine schwerwiegende Beeinträchtigung aufwiesen.

Verzerrungen der Altagswahrnehmung einbeziehen

Eine andere schwierige Ausgangsbedingung kognitiver Umstrukturierung ist, wenn die als *Beleg* für die Richtigkeit der wahnhaften Überzeugung *angeführten Erfahrungen selbst eine Folge von Verzerrungsprozessen* sind. So kann die wahnhafte Überzeugung „Nachbar X will meinen Körper durch elektromagnetische Wellen schädigen" auf psychotischem Beziehungs- und Bedeutungserleben basieren: „Dass der Nachbar X mir auch übel gesonnen ist, konnte ich gestern den verstohlenen Bemerkungen der Schüler entnehmen, die ich im Supermarkt gesehen habe." Psychoedukatives Arbeiten über Verzerrungen der Alltagswahrnehmung (z. B. unter bestimmten Umständen alles auf sich beziehen, sog. Personalisierung) mit didaktisch guten Beispielen kann manchmal die Bereitschaft, Einschätzungen systematisch im Rahmen der kognitiven Therapie zu überprüfen, beim Patienten fördern. Hier kann es sehr wichtig sein, wenn der Patient in anderen Zusammenhängen bestimmte Denkfehler realisieren konnte, diese durch Formulierungen aufzunehmen: z. B. „Wir hatten ja miteinander herausgefunden, dass es bei Ihnen manchmal ein Problem ist, wenn Sie Dinge emotional betroffen machen, dass Sie dann sehr vieles auf sich beziehen, was auf den zweiten Blick gar nicht mit Ihnen zu tun haben muss … Könnte es sein, dass Sie den Blick der Verkäuferin als Anspielung auf Ihre vermeintliche Hässlichkeit auch in diesem Sinne deuten?" Wichtig ist natürlich, dass man nicht jeder Variante einer wahnhaften Thematik nachgehen, sondern Kernerfahrungen aufgreifen sollte, die für dysfunktionale Empfindungen und Verhaltensweisen zentral sind, um sich nicht in Details zu verlieren.

Widerspruchserfahrungen sammeln

Eine Strategie besteht also darin, *Widerspruchserfahrungen* mit dem Patienten gemeinsam zu *sammeln,* also Erfahrungen zu finden, die wahnhafte Interpretationen widerlegen. Hierzu werden in der kognitiven Therapie bestimmte vorsichtige Formulierungen benutzt, um die therapeutische Bindung nicht zu gefährden, z. B.: „Neulich haben Sie mir erzählt … und Sie haben auch berichtet … wenn ich das mal für einen Moment zusammennehme, hat mich ein bisschen verwirrt dabei, dass …". Wenn der Therapeut dann den Eindruck hat, dass der Patient keine adaptive Korrektur der wahnhaften Überzeugung realisiert, sollte eher ein taktischer Rückzug erfolgen: „… Aber vielleicht ist das gerade nicht so wichtig, worüber ich eigentlich mit Ihnen reden wollte, war …". Das wahnhafte *Konzept* muss

Subjektive Konzepte definieren

dabei *in einem ersten Schritt genau definiert* werden. Nehmen wir z. B. an, ein Patient hat das Gefühl, dass er „von Grund auf böse" ist. So könnte etwa in der Therapie erarbeitet werden (Nelson et al., 1997): „Jemand, der von Grund auf böse ist, weil in ihm der Teufel steckt, der würde ja (ständig) absichtlich (jedem) anderen Leid zufügen und sich (ständig) freuen, die anderen leiden zu sehen. Nettigkeiten würde dieser böse Mensch in keiner Weise tun." Indem man so ganz klar ein Konzept des Patienten von der allgemeinen auf der spezifischen, durch Erfahrung prüfbaren Ebene konkretisiert, kann man dann in einem zweiten Schritt versuchen, Gegenbeispiele aus der Erfahrung des Patienten zusammenzutragen. Ein passendes Beispiel wäre hier: „Es kann ja sein, dass ich einmal gegenüber jemand anderem aggressiv bin, aber dann tut es mir meistens nachher leid. Das wäre nicht der Fall, wenn es mir Spaß machen würde, andere zu verletzen oder anderen zu schaden. Wenn ich sehe, dass andere leiden, gehe ich eher hin und tröste sie und eigentlich freue ich mich auch eher, wenn andere Spaß haben. Hierzu erinnere ich auch, dass ich kürzlich …".

Sammeln von belegenden und widerlegenden Erfahrungen

Eine weitere Strategie besteht im Sammeln von belegenden bzw. widerlegenden Erfahrungen. Hierbei dürfen keine vorschnellen Entscheidungen über die Richtigkeit wahnhafter Überzeugungen forciert werden. Zunächst werden die Patienten angehalten, möglichst objektivierbare Erfahrungen zu nennen, die sowohl für als auch gegen eine (wahnhafte) Schlussfolgerung sprechen. Manchmal hilft, den Patienten aufzufordern, nur solche Erfahrungen zusammenzutragen, die auch z. B. vor Gericht Bestand hätten und somit auch für Dritte prüfbar sind. Dem Patienten muss hierbei immer wieder das Rationale deutlich gemacht werden, nämlich dass Gefühle fehlleiten können, auch Gefühle von Gewissheit, und dass der Therapeut und der Patient diese Erfahrungen vielleicht einmal gemeinsam systematisch prüfen sollten („collaborative empirism"). Während des gesamten Prozesses muss der Patient allerdings das Gefühl haben, dass der Therapeut nichts anderes will, als den Patienten dabei zu unterstützen, zu seinen eigenen, möglichst angemessenen Schlussfolgerungen zu kommen. Eine hier sehr bewährte Methode ist z. B., dass der Therapeut eine zweispaltige Pro-Contra-Liste führt, wo er jeweils Erfahrungen kurz notiert, die dann in einem zweiten Schritt gewichtet werden. Vor der Gewichtung ist allerdings entscheidend, dass möglichst viele Erfahrungen, die für die wahnhafte Überzeugung als belegend angesehen werden, vom Patienten auch kritisch sokratisch diskutiert werden.

Suche nach alternativen Erklärungen für die Erfahrungen

Bereits in der Darstellung der ätiologischen Ansätze (vgl. Kapitel 2.3) hatten wir ausgeführt, dass der Wahn eine Art subjektives Erklärungsmodell für verwirrende und ängstigende Erfahrungen darstellt. Daher muss eine kognitive Umstrukturierung wahnhafter Überzeugungen auch immer von der *Suche nach alternativen Erklärungen für die Erfahrungen* auf Grund gestörter Wahrnehmungen flankiert werden. Wahnhafte Erklärungsmodelle dürfen dabei nicht zu frühzeitig „angegriffen" werden. In diesem Fall kann der Patient die Alternativverklärung als völlig unplausibel und den besonderen Umständen seiner Situation nicht gerecht werdend einstufen. Im ungünstigsten Fall kann sogar die therapeutische Beziehung Schaden nehmen. Der Patient nimmt den Therapeuten als illoyal wahr oder „baut" ihn sogar in seinen Wahn „ein", indem er den Therapeuten z. B. ebenfalls als Bestandteil einer Konspiration gegen sich selbst einschätzt. Um das zu vermeiden, bieten sich einige der im Kasten beispielhaft dargestellten Formulierungen an, mit denen man bei dem Patienten den Prozess des Generierens von alternativen Erklärungen vorsichtig anregen kann.

Beispielformulierungen zur Anregung von Alternativerklärungen:

- Ich frage mich gerade, ob es nicht auch möglich wäre, dass ... oder liege ich damit völlig falsch?
- Glauben Sie, dass die Möglichkeit besteht, dass ... oder kommt Ihnen das völlig unwahrscheinlich vor?
- Nach dem, was Sie gerade berichtet haben, könnte es ja auch sein, dass ... aber habe ich Sie überhaupt richtig verstanden?
- Ich kannte 'mal jemanden, der was Ähnliches wie Sie erlebt hat und der nach einiger Zeit herausfand, was die eigentliche Ursache dafür war, dass ...
- Glauben Sie, dass das auch in Ihrem Fall eine Möglichkeit wäre ... Oder ist das was völlig anderes? Ich weiß nicht, wie Ihr Hausarzt/ Verwandter auf die Idee kommt, dass ... aber ich wäre neugierig von Ihnen zu erfahren, woran er das möglicherweise fest macht?

Funktionalität und aufrechterhaltende Bedingungen beachten

Überlegungen hinsichtlich *Funktionalität und aufrechterhaltenden Bedingungen* wahnhafter Bewertungen müssen das Vorgehen in der Therapie strategisch bestimmen. Wenn wahnhafte Interpretationen hartnäckig aufrechterhalten werden, weil sie negative Gefühle vermindern, Selbstwert und Hoffnung stabilisieren und die Erwartung von Kontrollierbarkeit der Gegenwart und Zukunft ermutigen, muss für diese Funktionalität zunächst in der Therapie Ersatz aufgebaut werden. Sicherheitsuchendes *Meidungsverhalten zur Abwendung vermeintlicher Gefahren* trägt wesentlich zur Aufrechterhaltung bei, da dadurch Gegenerfahrungen verhindert werden. Hier setzen auch die weiter unten dargestellten Verhaltensexperimente an.

4.3.4 Realitätstestung und Verhaltensexperiment

Realitätstestung

Realitätstesten, das Überprüfen von (wahnhaften) Annahmen anhand von Erfahrungen des Patienten, wird von einer Frage des Therapeuten eingeleitet: z. B. „Ich kann nur schwer entscheiden, was jetzt richtig sein könnte. Aber vielleicht könnte es ja interessant sein, dass wir beide uns die Situation mal genauer anschauen. Es ist – glaube ich – auch für Sie wichtig, herauszubekommen, woran Sie wirklich sind?"

Realitätstests beziehen sich entweder direkt auf die wahnhafte Überzeugung oder indirekt auf deren Implikationen. Im Folgenden werden einige *Beispiele zur Illustration der Vorgehensweise* von Realitätstests und Verhaltensexperimenten aufgeführt. Ein Beispiel, wo Realitätstests sich *direkt* auf die wahnhafte Überzeugung beziehen, ist, wenn der Therapeut einem Patienten, der glaubt, er könne Gedanken lesen, vorschlägt, dies i. S. eines Realitätstests beim Therapeuten zu versuchen. So denkt er sich z. B. eine beliebige sechsstellige Zahl aus und schreibt diese auf einen Block. Der Patient soll dann diese Zahl voraussagen. Realitätstests können aber auch *indirekt* auf die Implikationen des Wahns ausgerichtet sein. Das Testen von Implikationen des Wahns wird gewöhnlich dann angewendet, wenn die Wahninhalte so allgemeiner oder auch übernatürlicher Art sind (Außerirdische), dass sie nicht direkt getestet werden können: „Wenn das so wäre ..., dass ..., dann müsste ...". Ein drittes Beispiel für Realitätstests und Verhaltensexperimente ist, wenn ein Patient, der glaubt Gedanken anderer beeinflussen zu können, dazu angehalten wird, ein Telepathieexperiment durchzuführen. Therapeut und Patient vereinbaren z. B., dass der Patient in einer bestimmten Situation absichtlich denkt: „Wer mich mit dem Wort 253 anspricht, bekommt die Packung Zigaretten/100 Euro usw. von mir geschenkt."

Ein anderes Verhaltensexperiment könnte so aussehen, dass ein Patient im Großkaufhaus in Richtung einer Verkäuferin beim Telepathieexperiment denkt: „Es bricht Feuer aus, Du musst alle anderen warnen!" Da der Alltagsverstand helle Aufregung und Beunruhigung bei der Verkäuferin erwarten würde, wenn diese Gedanken sie erreichten, dient dieses Verhaltensexperiment zugleich als Realitätstest, ob die telepathischen Fähigkeiten überhaupt vorhanden sind. Sind *Realitätstests* zur Überprüfung wahnhafter Interpretationen stark angstbehaftet, weil der Patient z. B. eine Gefahr für sich erwartet, sollten sie immer *therapeutenbegleitet* durchgeführt werden.

Voraussetzungen für Realitätstests

Voraussetzung für alle Formen von Realitätstests ist, bereits im Vorfeld mit dem Patienten die verschiedenen *alternativen Ausgänge eines „Verhaltensexperimentes"* durchzugehen. Andernfalls besteht das Risiko, dass er nicht die wahnhafte Vorstellung anzweifelt, sondern das Ergebnis des Verhaltensexperimentes umdeutet und so die Wahngewissheit durch Ersatzerklärungen sogar noch zunimmt. Dass solche *Ersatzerklärungen* dann sogar *schwieriger widerlegt* werden können, zeigt folgendes Beispiel: Ein Patient, der die wahnhafte Überzeugung hat, dass er kein Gehirn im Kopf hat, lässt im Rahmen eines Realitätstests beim Radiologen ein Computertomogramm (CT) seines Kopfes machen. Er wird dann von diesem zunächst über CTs anderer Patienten aufgeklärt, wie man das Gehirn auf einer Röntgenaufnahme erkennen kann. Danach zeigt der Radiologe dem Patienten dessen eigenes CT, ohne dass der Therapeut mit dem Patienten zuvor die möglichen Ergebnisse dieser Realitätstestung durchgespielt hat. Wenn der Patient nun auf dem CT ein Gehirn identifiziert, könnte er sich dies damit erklären, dass der Radiologe die Bilder vertauscht habe, weil dieser ebenfalls mit zum angenommenen Komplott gehöre. Diese Zusatzannahme trägt dann eher zu einer Ausdifferenzierung des Wahnsystems bei als zu dessen Beseitigung.

Verhaltensexperimente genau vorbereiten

Ein weiteres Beispiel dafür, dass *unzureichend vorbereitete Verhaltensexperimente sogar zu schwieriger modifizierbaren wahnhaften Überzeugungen führen* können, ist Folgendes: Ein Patient ist etwa der Überzeugung, dass er infolge Voodoo-ähnlicher Beeinflussungstechniken durch bloßes Denken an den Vater, bei diesem eine maligne Erkrankung hervorrufen kann. Es wurde mit dem Patienten vereinbart, ein Verhaltensexperiment durchzuführen. Im Rahmen des Verhaltensexperimentes sollte der Patient sich sehr intensiv vorstellen, dass sein Vater – durch telepathische Konzentration auf dessen Gesundheitszustand – ein Gesicht bekommt, das massiv mit roten Pickeln überzogen ist. Es wurde weiter als Realitätstest vereinbart, dass unmittelbar nach diesem Experiment der Vater telefonisch kontaktiert wird und der Patient den Vater fragen kann, ob dieser einen solchen Ausschlag bekommen hat. In Anwesenheit des Patienten wurde der Vater angerufen und in das formale Vorgehen eingeweiht. Beim Anruf nach dem telepathischen Experiment beruhigte der Vater den Patienten, versicherte ihm, dass er keinerlei Pickel im Gesicht habe. Daraufhin entwickelte der Patient die wahnhafte Vorstellung, dass er statt des Vaters in Wirklichkeit mit dessen Doppelgänger telefoniert habe. Dessen Stimme höre sich zwar genauso an, stimme aber nicht mit dem Vater überein.

Dieses Beispiel zeigt, dass auch Verhaltensexperimente sehr sorgfältig vorbereitet werden müssen, um solche Uminterpretationen von widersprechenden Erfahrungen beim Patienten zu verhindern. In dem Beispiel des vorangegangenen Abschnitts kann der Therapeut nur noch *„cognitive challenge"-Strategien* anwenden. *Diese setzen am „Wegerklären" des Patienten dieser der wahnhaften Überzeugung widersprechenden Erklärung* an. Er muss also Gründe anführen, warum die Double-Annahme des Patienten unplausibel ist: z. B. „... dass im wirklichen Leben außerhalb des Filmes keine Double vorkommen, dass der Patient schließlich die Telefonnummer des Vaters gewählt hat und es unwahrscheinlich ist, dass sich ein möglicher Doppelgänger gerade zu diesem Zeitpunkt dort aufhält, dass die Person an der anderen Seite des Telefons wusste, wer der Patient war, was ja bei einem Doppelgänger nicht der Fall wäre, dass die Person am anderen Ende der Telefonleitung ja offensichtlich über den Therapieplan informiert war und daher nicht überrascht war, und so nur der Vater hätte sein können ...".

Funktionen der Wahnsymptomatik beachten

Auch der möglicherweise *fluktuierende Charakter der wahnhaften Symptomatik kann ein Risiko für eine Realitätstestung und Verhaltensexperimente* darstellen, da plötzlich veränderte Interpretationen oder Schlussfolgerungen aus dem vorbereiteten Sachverhalt gezogen werden. Ein Beispiel hierfür ist, dass ein Patient z. B. plötzlich denkt, dass die Ausführung des Telepathieexperimentes sinnlos ist, da er inzwischen glaubt, begriffen zu haben, dass er durch elektromagnetische Wellen vom Mars manipuliert wird und nicht konkrete Personen in seinem Umfeld etwas gegen ihn haben. Um dem vorzubeugen und um sicherzustellen, dass man die wahnhaften Interpretationen des Patienten korrekt verstanden hat, wendet man daher die auch aus der Gesprächspsychotherapie bekannte *Strategie des Paraphrasierens* an („Habe ich Sie richtig verstanden, dass …und daher …"). Dies intensiviert darüber hinaus die therapeutische Bindung, vermeidet Missverständnisse und unklare Ausgangslagen von Verhaltensexperimenten.

Paraphrasieren

4.3.5 Langzeitstabilisierung der erreichten Therapieeffekte

Booster-Sitzungen wichtig

Differenzierende „Label"

Nach Therapieende ist es sicher sehr sinnvoll, immer wieder *Auffrischungssitzungen* (booster sessions) durchzuführen, um die Therapieeffekte aufrechtzuerhalten. Auch hilft es, wenn der Patient für seine psychotischen Erfahrungen *Benennungen* einführt, die sie von Alltagserfahrungen unterscheiden helfen wie z. B.: „Ich höre wieder meine Stimmen". Weiterhin sind auch bei der (Wieder-)Verschlechterung psychotischer Symptome wie auch bei Zunahme/Wiederauftreten von Stimmen oder wahnhaften Inhalten bestimmte *Strategien* hilfreich. Bei einer Wiedererkrankung oder Neuverschlechterung sind Inhalte häufig thematisch relativ ähnlich. Wenn der Patient daher während der kognitiven Therapie erarbeitet hat, bei welchen Themen oder bei welcher Wahrnehmung von fraglichen Stimmen er „hellhörig" werden muss, kann er zu einem früheren Zeitpunkt therapeutische Hilfe in Anspruch nehmen, die Selbstmedikation verbessern oder während der Therapie erarbeitete Strategien einsetzen (vgl. Karte „Strategiekärtchen" im Anhang des Buches).

5 Empirische Belege für die Wirksamkeit der Behandlung bei chronischem Stimmenhören und persistierendem Wahn

5.1 Kognitiv-verhaltenstherapeutische Ansätze

Positive Einschätzung der Wirksamkeit

Insgesamt wird die Wirksamkeit kognitiv-verhaltenstherapeutischer Ansätze zur Behandlung chronischer Positivsymptomatik überwiegend positiv eingeschätzt. Daher wird sie als hinreichend empirisch abgesichert und als Methode der Wahl für die Routineversorgung empfohlen (Lehman et al., 2004).

Die meisten der vorhandenen Interventionsansätze wurden als kognitiv-verhaltenstherapeutische Kurzintervention mit ca. 20 Sitzungen im ambulanten *Setting* angeboten und wurden im Vergleich zu Standardbehandlungsbedingungen der Routineversorgung (insbesondere Case Management im multiprofessionellen Team) in randomisiserten Kontrollgruppenstudien evaluiert.

Es gibt verschiedene *Faktoren, die Inanspruchnahme und den Erfolg kognitiver Therapie heraufsetzen*: Subjektiv hoher *Leidensdruck* infolge des Stimmenhörens oder wahnhafter Symptomatik hat sich in den meisten Studien als günstiger Prädiktor für den Behandlungserfolg herausgestellt (Lehman et al., 2004). Keine eindeutigen Erfolge gibt es für das *Gruppensetting*, was auch einleuchtet, da viele der Patienten, die chronische Positivsymptomatik aufweisen, sozial sehr zurückgezogen leben und der Patient im Gruppensetting z. B. paranoiden Ängsten stärker ausgesetzt ist. Manche Patienten haben auch Angst, dass durch das therapeutische Fokussieren z. B. auf das Stimmenhören, die Aggressivität und Alltagsinvasivität der Stimmen noch einmal deutlich zunimmt.

Zusammenfassend kann aus der gegenwärtigen Befundlage (Stieglitz & Vauth, 2001) geschlossen werden, dass es gelingt, ungefähr die Hälfte der Patienten, die potenziell für eine solche Intervention in Frage kommen, in den therapeutischen Prozess einzubinden. Von dieser Gruppe wiederum zeigt etwa die Hälfte der Patienten eine Verbesserung der Symptombelastung. Die verminderte Symptombelastung drückt sich in der Regel durch weniger aggressiv und alltagsinvasiv erlebte Stimmen aus, durch deren Frequenzabnahme und durch eine Zunahme an subjektiver Kontrolliertheit bzw. z. T. durch eine Abnahme der negativen affektiven Folgen von wahnhafter Symptomatik (Ängste und Depressivität). Der Cochrane Review (Jones et al., 2004) mit seinem eher verhalten positivem Urteil scheint uns aber insgesamt aus vielerlei Gründen zu pessimistisch, auch wenn wir grundsätzlich das System des Cochrane Review zur Beurteilung der Evidenzgrundlage befürworten: Eine Vielzahl von Studien wurde hier unter kognitiv-behaviorale Ansätze bei Schizophrenie subsumiert, die sich aber in Wirklichkeit nicht spezifisch auf persistierende Positivsymptomatik richten. Das „Zusammenrühren“ zu Interventionen unter dem Label „kognitiv-behaviorale Intervention bei chronisch schizophrener Symptomatik“ erscheint uns nicht gerechtfertigt, um die Wirksamkeit der spezifisch auf wahnhafte und halluzinatorische Symptomatik gerichteten Interventionen hinreichend zu beurteilen.

Kritik an bisherigen Studien

Trotzdem sind *Kritik und Forderungen an die methodische Güte einiger Studien*, die Jones et al. (2004) anführen, berechtigt:
- Grundsätzlich sollten methodische Minimalstandards gewährleistet sein wie *randomisierte Zuweisung zur jeweiligen therapeutischen Bedingung*, am besten extern kontrolliert.
- *„Verblindung der Ergebniserfassung“:* d. h. die Wirksamkeitsbeurteilung sollte nicht vom Therapeuten selbst, sondern von unabhängigen

Beurteilern realisiert werden, die idealerweise auch nicht über die Therapiegruppenzugehörigkeit informiert sind.

- „*Adherence*“: d. h. die Güte der Manualrealisation der Interventionen muss methodisch kontrolliert werden, und auch die applizierte neuroleptische Medikation.
- *Minimalstandards der Assessmentstrategien:* Es ist unklar, welche Messinstrumente eingesetzt werden sollen, um die Wirksamkeit der Interventionen zu beurteilen bzw. ob die Operationalisierung des Therapieerfolgs adäquat ist.
- Kritisch ist auch, dass die Interventionsansätze alle *Kurzzeitinterventionsansätze* mit 20 bis 25 Sitzungen sind. Dies ist vielleicht ein Kompromiss für therapeutisch schwer einbindbare chronisch kranke Patienten, der aber angesichts der Komplexität der häufig in ihren Inhalten und Themen lerngeschichtlich begründeten Stimmen- oder Wahninhalten unterdosiert wirkt.

Trotz dieser von Jones et al. formulierten Kritik sehen wir in den bisher evaluierten Interventionsansätzen mutige erste Ansätze, die wir in der Routineversorgung wesentlich stärker einführen sollten.

5.2 Pharmakologische Ansätze

Pharmakotherapie notwendige, aber oft nicht hinreichende Bedingung für Behandlungserfolg

Die *Bedeutung* neuroleptischer Behandlung in der Akutversorgung schizophrener Erkrankungen und die Verminderung der Rückfallrate auf ein Fünftel der ohne medikamentösen Schutz zu erwartenden Rückfallrate, ist empirisch gut belegt (Lehman et al., 2004). Trotz dieser Erfolge und auch trotz des günstigeren Wirkungs-Nebenwirkungsverhältnisses der Antipsychotika der zweiten Generation, den Atypika, leiden immer noch ungefähr 20 bis 25 % der Patienten unter mehr oder weniger dauerhaftem Stimmenhören und wahnhafter Symptomatik. Das zeigt, dass trotz dieser Fortschritte und grundsätzlichen Wirksamkeit in den letzten Jahren der Erkenntniszuwachs zur Pharmakotherapie bei persistierender Positivsymptomatik (Einzelpräparate, Augmentierungsstrategien) gering ist. Lediglich für das Atypikum *Clozapin* konnte gezeigt werden, dass ca. ein Drittel der Non- bzw. Partialresponder unter anderen Neuroleptika umgestellt auf Clozapin dann noch eine klinisch bedeutsame (weitere) Symptomreduktion zeigt. Für andere Atypika fehlen bisher bei Behandlungsresistenz überzeugende Belege für eine Überlegenheit gegenüber konventionellen Neuroleptika.

Natürlich kann man versuchen, auf die Positivsymptomatik indirekt Einfluss zu nehmen. Das gilt einmal für den Problembereich der so genannten *Pseudobehandlungsresistenz auf Grund von Non-Compliance* oder Partial-Compliance der Patienten. Hierzu gibt es inzwischen sehr gut evaluierte motivationspsychologische Ansätze. Sie greifen als Interventionsstrategie das sog. „Motivational Interviewing" aus dem Bereich der Alkoholismus- und Abhängigkeitstherapie auf (Kemp et al., 1996; Kemp et al., 1998). Über ein solches motivationspsychologisches Vorgehen (praktisches Vorgehen vgl. Vauth, 2004a) lassen sich die Compliance-Raten ungefähr verdoppeln (Puschner et al., 2005). Diagnostisch analysiert man hier die zu Grunde liegenden motivationalen Prozesse mittels eines sozialkognitiven Modells, auch unter dem Begriff des so genannten *„Health Belief" Modells der Compliance* bekannt (Fenton et al., 1997). Grundsätzlich wird hierbei von einer Ambivalenz gegenüber der neuroleptischen Behandlung ausgegangen und verbindliche Medikamenteneinnahme als Ausdruck eines Überwiegens subjektiv wahrgenommener „Vorteile" gegenüber den subjektiv wahrgenommenen „Kosten" der Behandlung gesehen. Solche *subjektiven Vorteile* sehen Patienten in einer Intensitätsminderung aversiver emotionaler Folgen wahnhafter oder halluzinatorischer Symptomatik (z. B. massive Ängste, Verunsicherung oder auch Depressivität) bzw. deren Häufigkeits- oder Intensitätsminderung selbst. Auch die Verbesserung von kognitiver Funktionsfähigkeit (z. B. sich besser konzentrieren oder Dinge merken können) und die Verbesserung von Antrieb und Initiative (Reduktion von Negativsymptomatik) sind Beispiele von subjektiv erlebten Vorteilen einer Medikamenteneinnahme. Weitere Vorteile sehen Patienten in einer Erhöhung der Lebensqualität durch geringeres Interferieren von Symptomen mit Alltagshandlungen (z. B. keinem Gespräch richtig folgen können auf Grund intermittierend auftretender chronischer Halluzinationen) oder einer besseren Rollenfunktionsfähigkeit (z. B. vermehrte Leistungsfähigkeit im Haushalt und am Arbeitsplatz oder bei Sozialkontakten). Auch die Verhinderung von Rückfällen mit subjektiv aversiv erlebter stationärer Wiederaufnahme (nötig gewordene Zwangseinweisung/-behandlung, Verlust des Arbeitsplatzes und des Partners) kann ein solcher Vorteil sein.

Compliance beachten

Subjektiv wahrgenommene Kosten einer Neuroleptikaeinnahme sind gleichfalls vielfältig. Nebenwirkungen wie extrapyramidalmotorische Bewegungsstörungen (z. B. Parkinsonoid oder die häufig als sehr quälend erlebte Akathisie) bei konventionellen Neuroleptika sind wichtige Ursachen für Non-Compliance. Aber auch bei atypischen Neuroleptika können sexuelle Funktionsstörungen, Gewichtszunahme und Sedierung Gründe für das Absetzen oder unregelmäßige Einnehmen verordneter Medikation sein. Insofern kommt einer auf Minimierung von Nebenwirkungen gerichteten optimierten neuroleptischen Differenzialtherapie eine wichtige Rolle im Compliance-Aufbau und -Erhalt zu. Subjektive Kosten können aber auch in der Antizipation von Stigmatisierung begründet sein, als junger Mensch Medikamente nehmen zu müssen. So glauben viele Patienten die Erkrankung erst erfolgreich überwunden zu haben, wenn sie keine Medikation

Nebenwirkungen als Therapiehindernis

mehr benötigen; oder die Medikamenteneinnahme in Anwesenheit von Gleichaltrigen wird als beschämend, in jedem Fall als stigmatisierend erlebt. Zusätzlich kann es sein, dass die *Vorteile der Medikation nicht angemessen wahrgenommen* werden. Ein Grund hierfür besteht z. B. darin, dass der Patient seine psychotische Erkrankung nicht akzeptiert. So kann ohne Medikamente „zurechtzukommen" für den Patienten bedeuten, eigentlich nie richtig krank gewesen zu sein oder aber zumindest aktuell die Krankheit überwunden zu haben. Wie bereits gezeigt, kann es auf Grund persistierender Symptomatik zu wahnhaften Fehlattributionen und -interpretationen kommen. Beispielsweise kann ein Patient die Reduktion von Beziehungs- und Bedeutungserleben nach Wiederansetzen einer (zuvor selbst abgesetzten) neuroleptischen Medikation nicht auf das Medikament zurückführen, sondern als Ausdruck seines persönlichen Versagens auffassen: „Die haben jetzt kein Interesse mehr an mir, weil ich die Zeichen nicht richtig gedeutet habe."

Vorteile der Medikation erkennen

Compliance-Aufbau

Die zentrale *Grundannahme motivationspsychologischen Compliance-Aufbaus* ist, dass der Therapeut die Ambivalenz des Patienten, Medikamente einzunehmen oder auch eine therapeutische Bindung einzugehen eher als den Regelfall zu Beginn der Therapie auffasst als als Ausnahme. Er führt hierzu eine Funktions- und Bedingungsanalyse von (Non-)Compliance durch. Der Therapeut vermeidet hierbei Diskussionen über den vermeintlichen Vorteil der Behandlung und versucht zunächst einmal die Selbstwirksamkeitserwartung des Patienten zu unterstützen. D. h. er versucht das Zutrauen des Patienten in die Fähigkeit zu stärken, seine Probleme und Erkrankung zu bewältigen und die Hoffnung zu fördern, subjektiv bedeutsame Ziele zu erreichen. Erst dann und bei stabil etablierter therapeutischer Beziehung induziert der Therapeut kognitive Dissonanz. Das heißt der Therapeut fördert, dass der Patient einen subjektiven Widerspruch zwischen seiner Non- oder Partial-Compliance und dem Erreichen persönlich bedeutsamer Lebensziele erlebt. Denn dies setzt oft die (zumindest relative) Symptomfreiheit und psychische Stabilität voraus. Ein erneuter psychotischer Rückfall mit langer Rehospitalisierung kann evtl. die Partnerschaft und die Arbeitsstelle gefährden. Doch zunächst muss ein Patient für sich wieder solche subjektiv bedeutsamen Ziele entwickelt haben und sich auch zutrauen (zumindest mit therapeutischer und anderer Unterstützung) diese zu erreichen.

Andere Ursachen für eine pharmakologische Pseudobehandlungsresistenz sind neben der Einnahme von Dopamin-stimulierenden Drogen (z. B. Cannabis, Amphetamine) auch die Nichtbeachtung von Wechselwirkungen sowie das frühzeitige resignative Ab- bzw. Umsetzen von Neuroleptika: Ein minimaler Beobachtungszeitraum nach dem Erreichen der Zieldosis, um Wirkungslosigkeit bzw. unzureichende Wirkung zu beurteilen, beträgt sechs bis acht Wochen (Lehman et al., 2004).

6 Schlussbemerkungen

Schizophrenien stellen heute psychiatrische Störungen dar, die relativ sicher und zuverlässig zu diagnostizieren sind und die vor allem durch Symptome in den Bereichen Wahn, Halluzinationen, Ich-Störungen sowie Denkstörungen zu charakterisieren sind. Auch in der Behandlung dieser Störungen sind seit Entdeckung der Neuroleptika in den 50er Jahren bis heute kontinuierliche Fortschritte erzielt worden. Dies betrifft vor allem Entwicklungen im Bereich der Psychopharmaka, aber in den letzten Jahren auch psychologischer Interventionsmethoden. Vor allem im Hinblick auf die psychopharmakologische Behandlung ist jedoch zu konstatieren, dass auch bei einer Behandlung nach dem State of the Art eine Reihe von Patienten persistierende Wahnsymptomatik und/oder Halluzinationen zeigen. Gerade für diese Bereiche konnten in den letzten Jahren eine Reihe von Programmen und Therapieansätzen entwickelt werden, die zeigen konnten, dass psychotherapeutische Interventionen einen wichtigen Beitrag zur Reduktion dieser Symptomatik liefern können. Im vorliegenden Band wurde versucht, einen Überblick über diese Ansätze zu geben, wobei das Schwergewicht der Darstellung auf praktische und handlungsrelevante Methoden gelegt wurde. Erste empirische Studien konnten ihre Effektivität belegen.

Fortschritte in der Behandlung

Demgegenüber stehen jedoch die ernüchternden Ergebnisse, welche die praktische Anwendung betreffen. Es ist der Verdienst der Arbeitsgruppe von Becker et al. (2001) in der TRANS-OP-Study gezeigt zu haben, dass weniger als 0,4 % aller Menschen mit schizophrenen Erkrankungen überhaupt psychotherapeutische Interventionen erhalten, einschließlich kognitiv-verhaltenstherapeutischer Interventionen im engeren Sinn (Puschner et al., 2006). Dies ist angesichts der Tatsache, dass sowohl in Deutschland das System der Institutsambulanzen in den letzen Jahren stark weiterentwickelt wurde, als auch in der Schweiz das System der multiprofessionellen Polikliniken eine recht lange Tradition hat, ein beschämendes Ergebnis für die Implementierung kognitiv-verhaltenstherapeutischer Ansätze in der Routineversorgung. Unser Buch soll daher einen Beitrag leisten, diese bisher nahezu ausschließlich im anglo-amerikanischen und teilweise auch holländischen Sprachraum realisierten Interventionsansätze im deutschsprachigen Raum stärker verfügbar zu machen. Wir sollten in der Versorgung unserer Patienten das Osloer-Manifest von EUFAMI, des europäischen Angehörigenverbandes, ernst nehmen: Wir müssen uns bemühen, uns gerade bei die-

Probleme der praktischen Anwendung

ser wenig privilegierten Patientengruppe, die für eine moderne Versorgung häufig nicht selbst Lobbyarbeit machen kann, dafür einzusetzen, dass moderne Versorgungsprinzipien die ambulante Versorgung mehr bestimmen. Gleichzeitig muss realistisch gesehen werden, dass die fachärztliche Individualpraxis gegenwärtig so hoch spezialisierte Interventionsangebote wohl kaum flächendeckend wird anbieten können. Denn solche Angebote erfordern häufig die Einbettung in eine Versorgung im multiprofessionellen Team. Daher sollten wir uns um psychiatrisch moderne Polikliniken bemühen, in denen auch langjährig erfahrenes Personal verfügbar ist, das spezifisch in der Anwendung moderner kognitiv-behavioraler Interventionsmethoden trainiert und fortlaufend supervidiert und evaluiert wird.

7 Literatur

Addington, J. & Addington, D. (1993). Premorbid functioning, cognitive functioning, symptoms and outcome in schizophrenia. *Journal of Psychiatry & Neuroscience, 18,* 18–23.

Allen, D. N., Huegel, S. G., Seaton, B. E., Goldstein, G., Gurklis, J. A. J. & van Kammen, D. P. (1998). Confirmatory factor analysis of the WAIS-R in patients with schizophrenia. *Schizophrenia Research,* 34, 87–94.

Allen, P. P., Johns, L. C., Fu, C. H., Broome, M. R., Vythelingum, G. N. & McGuire, P. K. (2004). Misattribution of external speech in patients with hallucinations and delusions. *Schizophrenia Research,* 69, 277–287.

AMDP (in Druck). *Das AMDP-System. Manual zur Dokumentation psychiatrischer Befunde.* Göttingen: Hogrefe.

Appelbaum, P. S., Robbins, P. C. & Vesselinov, R. (2004). Persistence and stability of delusions over time. *Comprehensive Psychiatry, 45,* 317–324.

Baker, C. A. & Morrison, A. P. (1998). Cognitive processes in auditory hallucinations: Attributional biases and metacognition, *Psychological Medicine, 28,* 1199–1208.

Becker, D. R., Smith, J., Tanzman, B., Drake, R. E. & Tremblay, T. (2001). Fidelity of supported employment programs and employment outcomes. *Psychiatric Services, 52,* 834–836.

Berridge, K. C. & Robinson, T. E.(1998). What is the role of dopamine in reward: Hedonic impact, reward learning, or incentive salience? *Brain Research Review, 28,* 309–369.

Blackwood, N. J., Howard, R. J., Bentall, R. P. & Murray, R. M. (1994). The omnipotence of voices. A cognitive approach to auditory hallucinations. *British Journal of Psychiatry, 164,* 190–201.

Blackwood, N. J., Howard, R. J., Bentall, R. P. & Murray, R. M. (2001). Cognitive neuropsychiatric models of persecutory delusions. *American Journal of Psychiatry, 158,* 527–539.

Bleuler, E. (1911). *Dementia Praecox oder die Gruppe der Schizophrenien.* Leipzig: Deuticke.

Bleuler, M. (1976). An approach to a survey of research results on schizophrenia. *Schizophrenia Bulletin, 2,* 356–357.

Buchanan, A., Reed, A., Wessely, S., Garety, P., Taylor, P., Grubin, D. & Dunn, G. (1993). Acting on delusions. II: The phenomenological correlates of acting on delusions. *British Journal of Psychiatry, 163,* 77–81.

Carlsson, A., Hansson, L. O., Waters, N. & Carlsson, M. L. (1997). Neurotransmitter aberrations in schizophrenia: New perspectives and therapeutic implications. *Life Science. 61,* 75–94.

Carter, D. M., Mackinnon, A. & Copolov, D. L. (1996). Patients' strategies for coping with auditory hallucinations. *Journal of Nervous & Mental Disease, 184,* 159–164.

Chadwick, P. & Birchwood, M. (1994). The omnipotence of voices. A cognitive approach to auditory hallucinations. *British Journal of Psychiatry, 164,* 190–201.

Chadwick, P. & Taylor, G. (2000). Are deluded people unusually prone to illusory correlation? *Behavior Modification, 24,* 130–141.

Chadwick, P. D. & Lowe, C. F. (1994). A cognitive approach to measuring and modifying delusions. *Behaviour Research & Therapy, 32,* 355–367.

Ciompi, L. (1980). Catamnestic long-term study on the course of life and aging of schizophrenics. *Schizophrenia Bulletin, 6,* 606–618.

Close, H. & Garety, P. (1998). Cognitive assessment of voices: Further developments in understanding the emotional impact of voices. *British Journal of Clininical Psychology, 37,* 173–188.

Coleman, R. & Smith, M. (2003). *Stimmenhören verstehen und bewältigen.* Bonn: Psychiatrie-Verlag.

Conrad, K. (1992). *Die beginnende Schizophrenie.* Bonn: Psychiatrie-Verlag.

Cutting, J. (1995). Descriptive psychopathology. In S. R. Hirsch & D. R. Weinberg (Eds.), *Schizophrenia* (pp. 15–27). Oxford: Blackwell Science.

David, A. S. (1990). Insight and psychosis. *British Journal of Psychiatry, 156,* 798–808.

Davis, J. M., Schaffer, C. B., Killian, G. A., Kinard, C. & Chan, C. (1980). Important issues in the drug treatment of schizophrenia. *Schizophrenia Bulletin, 6,* 70–87.

Drake, R., Haddock, G., Hopkins, R. & Lewis, S. (1998). The measurement of outcome in schizophrenia. In T. Wykes, N. Tarrier & S. Lewis (Eds.) *Outcome and innovation in psychological treatment of schizophrenia* (pp. 43–57). New York: Wiley.

Edwards, J. & McGorry, P. (2002). *Implementing early intervention in psychosis. A guide to establishing early psychosis services.* London: Martin Dunitz.

Ehlers, A. (1999). *Posttraumatische Belastungsstörung.* Göttingen: Hogrefe.

Eickhoff, K., Vauth, R. & Olbrich, H. M. (1997). Stress-/Angst-Management und Selbstkonzeptstabilisierung bei persistierender Wahnsymptomatik. In C. Mundt, M. Linden & W. Barnett (Hrsg.), *Psychotherapie in der Psychiatrie* (S. 101–108). Berlin: Springer.

Fenton, W. S., Blyler, C. R. & Heinssen, R. K. (1997). Determinants of medication compliance in schizophrenia: Empirical and clinical findings. *Schizophrenia Bulletin, 23,* 637–651.

Ferring, D. & Filipp, S.-H. (1996). Messung des Selbstwertgefühls: Befunde zur Reliabilität, Validität und Stabilität der Rosenberg-Skala. *Diagnostica, 142,* 284–292.

Freeman, D., Garety, P., Fowler, D., Kuipers, E., Dunn, G., Bebbington, P. & Hadley, C. (1998). The London-East Anglia randomized controlled trial of cognitive-behaviour therapy for psychosis. IV: Self-esteem and persecutory delusions. *British Journal of Clinical Psychology, 37,* 415–430

Freeman, D. & Garety, P. A. (2003). Connecting neurosis and psychosis: The direct influence of emotion on delusions and hallucinations. *Behaviour Research and Therapy, 41,* 923–947.

Freeman, D., Garety, P. A., Fowler, D., Kuipers, E., Bebbington, P. E. & Dunn, G. (2004). Why do people with delusions fail to choose more realistic explanations for their experiences? An empirical investigation. *Journal of Consulting and Clinical Psycholology, 72,* 671–680.

Freeman, D., Garety, P. A. & Kuipers, E. (2001). Persecutory delusions: Developing the understanding of belief maintenance and emotional distress. *Psychological Medicine, 31,* 1293–1306.

Frith, C. D., Blakemore, S. & Wolpert, D. M. (2000). Explaining the symptoms of schizophrenia: abnormalities in the awareness of action. *Brain Research Review, 31,* 357–363.

Frith, C. D., Friston, K. J., Liddle, P. F. & Frackowiak, R. S. (1992). PET imaging and cognition in schizophrenia. *Journal of the Royal Society of Medicine, 85,* 222–224.

Garety, P., Fowler, D., Kuipers, E., Freeman, D., Dunn, G., Bebbington, P., Hadley, C. & Jones, S. (1997). London-East Anglia randomised controlled trial of cognitive-behavioural therapy for psychosis. II: Predictors of outcome. *British Journal of Psychiatry, 171,* 420–426.

Garety, P. A. & Freeman, D. (1999). Cognitive approaches to delusions: A critical review of theories and evidence. *British Journal of Clinical Psychology, 38,* 113–154.

Garety, P. A., Freeman, D., Jolley, S., Dunn, G., Bebbington, P. E., Fowler, D. G., Kuipers, E. & Dudley, R. (2005). Reasoning, emotions, and delusional conviction in psychosis. *Journal of Abnormal Psychology, 114,* 373–384.

Goff, D. C. & Coyle, J. T. (2001). The emerging role of glutamate in the pathophysiology and treatment of schizophrenia. *American Journal of Psychiatry, 158,* 1367–1377.

Haddock, G., McCarron, J., Tarrier, N. & Faragher, E. B. (1999). Scales to measure dimensions of hallucinations and delusions: The psychotic symptom rating scales (PSYRATS). *Psychological Medicine, 29,* 879–889.

Haddock, G., Morrison, A. P., Hopkins, R., Lewis, S. & Tarrier, N. (1998a). Individual cognitive-behavioural interventions in early psychosis. *British Journal Psychiatry (Suppl* 172), 101–106.

Haddock, G., Slade, P. D., Bentall, R. P., Reid, D. & Faragher, E. B. (1998b). A comparison of the long-term effectiveness of distraction and focusing in the treatment of auditory hallucinations. *British Journal of Medical Psycholology, 71,* 339–349.

Haddock, G. & Tarrier, N. (1998). Assessment and formulation in the cognitive behavioural treatment of psychosis. In N. Tarrier, A. Wells & G. Haddock (Eds.), *Treating complex cases. The cognitive behavioural approach* (pp. 155–175). Chichester: Wiley.

Hahlweg, K. & Dose, M. (1998). *Schizophrenie.* Göttingen: Hogrefe.

Hahlweg, K., Dürr, H., Dose, M. & Müller, U. (2006). *Familienbetreuung schizophrener Patienten* (2. Aufl.). Göttingen: Hogrefe.

Harrison, P. J. (1997). Schizophrenia: A disorder of neurodevelopment? *Current Opinion in Neurobiology, 7,* 285–289.

Harrow, M., Herbener, E. S., Shanklin, A., Jobe, T. H., Rattenbury, F. & Kaplan, K. J. (2004). Followup of psychotic outpatients: Dimensions of delusions and work functioning in schizophrenia. *Schizophrenia Bulletin, 30,* 147–161.

Herrmann-Doig, T., Maude, D & Edwards, J. (2003). *Systematic treatment of persistent psychosis (STOPP): A psychological approach to facilitating recovery in young people with first-episode psychosis.* London: Dunitz.

Herz, M. I., Lamberti, J. S., Mintz, J., Scott, R., O'Dell, S. P., McCartan, L. & Nix, G. (2000). A program for relapse prevention in schizophrenia: A controlled study. *Archives of General Psychiatry, 57,* 277–283.

Hogarty, G. E. & Flesher, S. (1999), Developmental theory for a cognitive enhancement therapy of schizophrenia. *Schizophrenia Bulletin, 25,* 677–692

Honig, A., Romme, M. A., Ensink, B. J., Escher, S. D., Pennings, M. H. & Devries, M. W. (1998). Auditory hallucinations: A comparison between patients and nonpatients. *Journal of Nervous and Mental Disease, 186,* 646–651.

Hubl, D., Koenig, T., Strik, W., Federspiel, A., Kreis, R., Boesch, C., Maier, S. E., Schroth, G., Lovblad, K. & Dierks T. (2004). Pathways that make voices: White matter changes in auditory hallucinations. *Archives of General Psychiatry, 61,* 658–668.

Jackson, C. T., Fein, D., Essock, S. M. & Mueser, K. T. (2001). The effects of cognitive impairment and substance abuse on psychiatric hospitalizations. *Community Mental Health Journal, 37,* 303–312.

Jaspers, K. (1973). *Allgemeine Psychopathologie.* Berlin: Springer.

Javitt, D. C., Steinschneider, M., Schroeder, C. E. & Arezzo, J. C. (1996). Role of cortical N-methyl-D-aspartate receptors in auditory sensory memory and mismatch negativity generation: Implications for schizophrenia, *Proceedings of the National Academy of Sciences of the United States of America, 93,* 11962–11967.

Jones, C., Cormac, I., Silveira da Mota Neto, J. I. & Campbell, C. (2004). Cognitive behaviour therapy for schizophrenia. *Cochrane Database. Systematic Review* CD000524.

Jorgensen, P. (1994). Course and outcome in delusional beliefs. *Psychopathology, 27,* 89–99.

Kapur, S. (2003). Psychosis as a state of aberrant salience: A framework linking biology, phenomenology, and pharmacology in schizophrenia. *American Journal of Psychiatry, 160,* 13–23.

Kemp, R., Hayward, P., Applewhaite, G., Everitt, B. & David, A. (1996). Compliance therapy in psychotic patients: Randomised controlled trial. *British Medical Journal, 312,* 345–349.

Kemp, R., Kirov, G., Everitt, P. & Haywood, P. (1998). Randomized controlled trial of compliance therapy: 18-month follow-up. *British Medical Journal, 172,* 413–419.

Keshavan, M. S. (1999). Development, disease and degeneration in schizophrenia: A unitary pathophysiological model. *Journal of Psychiatry Research, 33,* 513–521.

Kingdon, D. (1998). Cognitive behavioural therapy of psychosis: complexities in engagement and therapy. In N. Tarrier, A. Wells & G. Haddock. (Eds.) *Treating complex cases. The cognitive behavioural therapy approach* (pp. 176–194). Chichester: Wiley.

Kingdon, D. G. & Turkington, D. (1994). *Cognitive Behavioral therapy of schizophrenia.* Hillsdale: Erlbaum.

Kontaxakis, V. P., Havaki-Kontaxaki, B. J., Stamouli, S. S., Margariti, M. M., Collias, C. T. & Christodoulou, G. N. (2000). Comparison of four scales measuring depression in schizophrenic inpatients. *European Psychiatry, 15,* 274–277.

Kreutz, G., Bongard, S., Rohrmann, S., Hodapp, V. & Grebe, D. (2004). Effects of choir singing or listening on secretory immunoglobulin A, cortisol, and emotional state. *Journal of Behaviour Medicine, 27,* 623–635.

Lancon, C., Auquier, P., Reine, G., Bernard, D. & Toumi, M. (2000). Study of the concurrent validity of the Calgary Depression Scale for Schizophrenics (CDSS). *Journal of Affective Disorder, 58,* 107–115.

Lee, K. H., Harris, A. W., Loughland, C. M. & Williams, L. M. (2003). The five symptom dimensions and depression in schizophrenia. *Psychopathology, 36,* 226–233.

Lehman, A. F., Kreyenbuhl, J., Buchanan, R. W., Dickerson, F. B., Dixon, L. B., Goldberg, R., Green-Paden, L. D., Tenhula, W. N., Boerescu, D., Tek, C., Sandson, N. & Steinwachs, D. M. (2004). The Schizophrenia Patient Outcomes Research Team (PORT): Updated treatment recommendations 2003. *Schizophrenia Bulletin, 30,* 193– 217.

Lieberman, J. A., Safferman, A. Z., Pollack, S., Szymanski, S., Johns, C., Howard, A., Kronig, M., Bookstein, P. & Kane, J. M. (1994). Clinical effects of clozapine in chronic schizophrenia: Response to treatment and predictors of outcome. *American Journal of Psychiatry, 151,* 1744–1752.

Linden, M. & Hautzinger, M. (2005). *Verhaltenstherapiemanual.* Berlin: Springer

Linehan, M. M. (1993). *Skills training manual for treating borderline personality disorder.* New York: Guilford.

Little, P., Everitt, H., Williamson, I., Warner, G., Moore, M., Gould, C., Ferrier, K. & Payne, S. (2001). Observational study of effect of patient centredness and positive approach on outcomes of general practice consultations. *British Medical Journal, 323,* 908–911.

McCabe, R., Heath, C., Burns, T. & Priebe, S (2002). Engagement of patients with psychosis in the consultation: Conversation analytic study. *British Medical Journal, 325,* 1148–1151.

Morrison, A. P. (1998). Cognitive behaviour therapy for psychotic symptoms in schizophrenia. In N. Tarrier, A. Wells & G. Haddock (Eds.), *Treating complex cases. The cognitive behavioural therapy approach* (pp. 195–216). Chichester: Wiley.

Morrison, A. P. & Baker, C. A. (2000). Intrusive thoughts and auditory hallucinations: A comparative study of intrusions in psychosis. *Behaviour Research Therapy, 38,* 1097–1106.

Morrison, A. P., Frame, L. & Larkin, W. (2003). Relationships between trauma and psychosis: A review and integration. *British Journal of Clinical Psychology, 42,* 331–353.

Morrison, A. P. & Haddock, G. (1997). Cognitive factors in source monitoring and auditory hallucinations. *Psychological Medicine, 27,* 669–679.

Müller, P., Gaebel, W., Bandelow, B., Kopcke, W., Linden, M., Müller-Spahn, F., Pietzcker, A. & Tegeler, J. (1998). Zur sozialen Situation schizophrener Patienten. *Nervenarzt,* 69, 204–209.

Nayani, T. H. & David, A. S. (1996). The auditory hallucination: A phenomenological survey. *Psychological Medicine, 26,* 177–189.

Nelson, A., Sowinski, P. & Hodges, H. (1997). Differenzial effects of global ischemia on delayed matching- and non-matching-to-position tasks in the water maze and Skinner box. *Neurobiology of Learning & Memory, 67,* 228–247

Ohmori, T., Ito, K., Abekawa, T. & Koyama, T. (1999). Psychotic relapse and maintenance therapy in paranoid schizophrenia: a 15 year follow up. *European Archives of Psychiatry & Clinical Neuroscience, 249,* 73–78.

Olfson, M., Lewis-Fernandez, R., Weissman, M. M. Feder, A., Gameroff, M. J., Pilowsky, D. & Fuentes, M. (2002). Psychotic symptoms in an urban general medicine practice. *American Journal of Psychiatry, 159,* 1412–1419.

Puschner, B., Born, A., Giessler, A., Helm, H., Becker, T. & Angermeyer, M. C. (2005). Compliance-Interventionen in der medikamentösen Behandlung Schizophenieerkrankter. *Psychiatrische Praxis, 32,* 62– 67.

Puschner, B., Vauth, R., Jacobi, F. & Becker, T. (2006). Bedeutung von Psychotherapie in der Versorgung von Menschen mit schizophrenen Störungen in Deutschland: Wie evidenzbasiert ist die Praxis? http://www.springerlink.com/content/m53m12j781113517/fulltext.html [11.07.2006].

Ram, R., Bromet, E. J., Eaton, W. W., Pato, C. & Schwartz, J. E. (1992). The natural course of schizophrenia: A review of first-admission studies. *Schizophrenia Bulletin, 18,* 185–207.

Rector, N. A., Hood, K., Richter, M. A. & Bagby, R. M. (2002). Obsessive-compulsive disorder and the five-factor model of personality: Distinction and overlap with major depressive disorder. *Behaviour Research and Therapy, 40,* 1205–1219.

Reddemann, L. (2003). *Imagination als heilsame Kraft. Hör-CD mit Übungen zur Aktivierung von Selbstheilungskräften.* Stuttgart: Klett-Cotta.

Roberts, G. (1992). The origins of delusion. *British Journal of Psychiatry, 161,* 298–308.

Robinson, D., Woerner, M. G. & Alvir, J. M. (1999). Predictors of relapse following response from a first episode of schizophrenia or schizoaffective disorder. *Archives of General Psychiatry, 56,* 241–247.

Robinson, D. G., Woerner, M. G, McMeniman, M., Mendelowitz, A. & Bilder, R. M. (2004). Symptomatic and functional recovery from a first episode of schizophrenia or schizoaffective disorder. *American Journal of Psychiatry, 161,* 473–479.

Romme, M. & Escher, S. (2000), *Making sense of voices. A guide for mental health professionals working with voice-hearers.* London: Mind Publications.

Romme, M. A. & Escher, A. D. (1989). Hearing voices. *Schizophrenia Bulletin, 15,* 209–216.

Safran, J. D. & Muran, J. C. (2000). *Negotiating the therapeutic alliance. A relational treatment guide.* New York: Guildford.

Sarro, S., Duenas, R. M., Ramirez, N., Arranz, B., Martinez, R., Sanchez, J. M., Gonzalez, J. M., Salo, L., Miralles, L. & San, L. (2004). Cross-cultural adaptation and validation of the Spanish version of the Calgary Depression Scale for Schizophrenia. *Schizophrenia Research, 68,* 349–356.

Schneider, K. (1992). *Klinische Psychopathologie.* Stuttgart: Thieme.

Splitter, C. (2003). Stimmen aus dem Off Christoph Spittler. Feature im Deutschlandradio Berlin. [Feature im Deutschlandradio Berlin, 11. 6. 2003].

Stieglitz, R.-D. (2000). *Diagnostik und Klassifikation psychischer Störungen.* Göttingen: Hogrefe.

Stieglitz, R.-D. & Haug, H.-J. (1995). Therapiezielbestimmung und -evaluation als Mittel zur Qualitätssicherung. In H.-J. Haug & R.-D. Stieglitz (Hrsg.), *Qualitätssicherung in der Psychiatrie* (S. 191–199). Stuttgart: Enke.

Stieglitz, R.-D. & Vauth, R. (2001). Die Wirksamkeit kognitiv-verhaltenstherapeutischer Ansätze in der Behandlung von chronischer Positivsymptomatik. *Zeitschrift für Klinische Psychologie, 30,* 279–284.

Strauss, J. S. (1996). Subjectivity. *Journal of Nervous and Mental Disease, 184,* 205–212.

Tarrier, N. & Haddock, G. (2002). Cognitive-behavioral therapy for schizophrenia: A case formulation approach. In M. C. Tompson & S. G. Hofmann (Eds.), *Treating chronic and severe mental disorders: A handbook of empirically supported interventions* (pp. 69–95) New York: Guilford.

Vauth, R. (2004a). Kognitiv-verhaltenstherapeutische Interventionsansätze zur Behandlung von chronisch wahnhafter Symptomatik und chronischem Stimmenhören. In W. Rössler (Hrsg.), *Lehrbuch Psychiatrischer Rehabilitation* (S. 180–190). Berlin: Springer.

Vauth, R. (2004b). SAS-Die Social Adjustment Scale. In B. Strauss & J. Schumacher (Hrsg.), *Klinische Interviews und Ratingskalen* (S. 393–397). Göttingen: Hogrefe.

Vauth, R. & Stieglitz, R.-D. (2001). Diagnostik schizophrener Störungen. In R.-D. Stieglitz, U. Baumann & H. J. Freyberger (Hrsg.), *Psychodiagnostik in der Klinischen Psychologie, Psychiatrie, Psychotherapie.* (S. 405–417). Stuttgart: Thieme.

Watzlawick, P. (1989). Is psychotherapy what we call „psychotherapy"? *Psychotherapie. Psychosomatik Medizinische Psychologie, 39,* 323–327.

Wells, A. & Davies, M. I. (1994). The Thought Control Questionnaire: A measure of individual differences in the control of unwanted thoughts. *Behaviour Research and Therapy, 32,* 871–878.

Wiersma, D., Nienhuis, F. J., Slooff, C. J. & Giel, R. (1998). Natural course of schizophrenic disorders: A 15-years followup of a Dutch incidence cohort. *Schizophrenia Bulletin, 24,* 75–85.

Wittchen, H.-U., Freyberger, H.-J. & Stieglitz, R.-D. (2001). Interviews. In R.-D. Stieglitz, U. Baumann & H. J. Freyberger (Hrsg.), *Psychodiagnostik in Klinischer Psychologie, Psychiatrie und Psychotherapie* (S. 107–117). Stuttgart: Thieme.

8 Anhang

Fragebogen zum Bewältigungsverhalten beim Stimmenhören

Das Coping Interview nach Coleman[1]
Ihre Art, mit den Stimmen umzugehen
Was hat bisher geholfen? Welche Dinge haben Sie bisher ausprobiert, die Ihnen geholfen haben (inklusive der Hilfe durch andere Menschen)? __________ __________ __________
Unterstützung: Welche Unterstützung hätten Sie gerne erhalten?
Gibt es irgendetwas, was Professionelle für Sie tun können? Wie, wann und wo? – Wie hätten Sie diese Hilfe gerne? – Wann? – Wo? – Wer sollte das sein? __________ __________ __________
Was nicht geschehen sollte:
Gibt es irgendetwas, was nicht geschehen sollte, wenn Sie unter den Auswirkungen der Stimmen leiden? __________ __________ __________

1 Nach Coleman und Smith (2003, S. 36–39). Abdruck erfolgt mit freundlicher Genehmigung des Psychiatrie-Verlags.

Stimmen verstehen lernen

Wenn Sie nach dem, was Sie bisher erarbeitet haben, die folgenden Fragen beantworten können, werden Ihnen Ihre Antworten helfen, ein besseres Verständnis und ein besseres Umgehen mit den Stimmen zu entwickeln, so dass Sie in Zukunft Ihr Leben mit den Stimmen besser organisieren können.

Der Anfang:
Kennen Sie die Gründe, die dazu geführt haben, dass Sie Stimmen hören?

____

____

____

Die Begründung:
Wissen Sie, warum die Stimmen zu Ihnen sprechen?

____

____

____

Die Bedeutung:
Was bedeuten die Stimmen für Sie?

____

____

____

Selbst-„Untersuchung“ Ihrer Stimmen

Denken Sie daran, immer in kleinen Schritten vorzugehen. Seien Sie nicht zu ehrgeizig! Haben Sie Ihren Stimmen bisher nur zugehört oder haben Sie Ihre Stimmen schon einmal hinterfragt, sie genauer erkundet?

____

____

____

Wissen Sie, wie Sie die Stimmen zu Ihrem Nutzen einsetzen können, haben Sie irgendeine Form von Kontrolle über die Stimmen? Beschreiben Sie das:

___

___

___

Haben Sie herausgefunden, ob irgendeine Ihrer Stimmen im Zusammenhang mit bestimmten Lebensereignissen steht? Wenn ja, mit welchen?

___

___

___

Haben Sie darüber nachgedacht, wie Sie mit den Gefühlen, die mit diesem Lebensereignis verbunden sind, umgehen können? Was ist Ihnen eingefallen?

___

___

___

Haben Sie schon einmal versucht, mit den Stimmen etwas auszuhandeln? Wenn nicht, warum nicht? Wenn ja, was? Ist es gelungen?

___

___

___

Kommt Ihnen eine oder kommen Ihnen mehrere Ihrer Stimmen vernünftig vor? Beschreiben Sie die bitte:

___

___

___

Haben Sie unter Ihren Stimmen irgendwelche Verbündete? Beschreiben Sie die bitte:

____

____

____

Wenn Sie sich mit den positiven Kräften Ihrer Stimmen verbünden, dann gewinnen Sie daraus Stärke. Gibt es also Zeitpunkte, zu denen die Stimmen oder eine Stimme vernünftig ist? Wie sieht das aus?

____

____

____

Können Sie ablehnen, den Stimmen zuzuhören, bis sie vernünftig sind? Haben Sie das schon einmal versucht? Wenn ja, beschreiben Sie das Ergebnis:

____

____

____

Strukturierung der Zeit

Haben Sie feste Zeiten eingeplant, in denen Sie sich mit den Stimmen beschäftigen? Welche?

____

____

____

Haben Sie Zeiten eingeplant, in denen Sie den Stimmen bewusst zuhören? Wann?

____

____

____

Beschreiben Sie bitte, was Sie bisher mit welchem Erfolg versucht haben, um die Zeit, die Sie mit den Stimmen verbringen, zu strukturieren?

____

____

____

Abstimmung

Existieren positive Stimmen, mit denen Sie zusammenarbeiten möchten? Beschreiben Sie die:

____

____

____

Positive Stimmen können zu positiven Ergebnissen führen. Können Sie eine der Stimmen als Helfer nutzen im Umgang mit denjenigen Stimmen, denen Sie nicht zuhören wollen? Wenn ja, wie?

____

____

____

Können Sie mit den Stimmen selektiv umgehen? Das heißt, können Sie sich auf eine Stimme konzentrieren?

____

____

____

Können Sie andere Stimmen dadurch ausschließen, dass Sie sich auf nur eine Stimme konzentrieren?

____

____

____

Wie machen Sie das?

Persönliche Bemerkungen:

Rating-Skala zur Erfassung wahnhafter und halluzinatorischer Symptomatik (PSYRATS)[2]

Allgemeine Instruktionen: Das folgende, halbstrukturierte Interview (Dauer: 45–60 Min.) ist darauf ausgerichtet, verschiedene Dimensionen von akustischen Halluzinationen und Wahnsymptomatik zu erfassen. Beachten Sie, dass die Erfahrung des Patienten bei den meisten Items in der ***Woche vor dem Interview*** gewertet werden soll. Davon gibt es zwei Ausnahmen, zum Einen, wenn Sie die Vorstellung des Patienten zu den Ursachen des Stimmenhörens und zum Anderen, wenn Sie nach den negativen Inhalten des Stimmenhörens fragen. Auch die Lautstärke des Stimmenhörens sollte sich danach richten, wie hoch die Lautstärke der Stimmen zum Zeitpunkt des Interviews ist oder beim letzten Mal als der Patient sie erfahren hat.

Name: ____________________

Alter: ____________________

Geschlecht: ☐ männlich ☐ weiblich

Diagnose nach ICD-10: ____

Jahre: ______________

Halluzinationen in anderen Sinnesmodalitäten: ☐ **Visuell** ☐ **olfaktorisch** ☐ **gustatorisch** ☐ **taktil**

(Zutreffendes ankreuzen, ggf. Beispiele anführen)

____

____

2 Haddock, McCarron, Tarrier und Faragher (1999). Deutsche Adaptierung der Psychotic Symptom Rating Scales (PSYRATS) mit freundlicher Genehmigung von Cambridge University Press.

Akustische Halluzinationen:					
1. Häufigkeit: *Wie oft hören Sie Stimmen (z. B. jeden Tag, immer mal wieder)? Die Stimmen traten in der letzten Woche auf …*					
gar nicht oder weniger als 1-mal/Woche	≥ 1-mal/Woche	≥ 1-mal/Tag	≥ 1-mal/Stunde	kontinuierlicher Auftritt, Unterbrechung nur für wenige Sekunden oder Minuten	**Wert:**
0	1	2	3	4	
2. Dauer: *Wenn Sie die Stimmen hören, wie lange dauern die an (z. B. wenige Sekunden, Minuten, Stunden, oder den ganzen Tag)? Die Stimmen dauern an für …*					
nicht zutreffend, gar keine Stimmen	nur wenige Sek./flüchtig	wenige Minuten	mind. 1 Stunde	dauern stundenlang an	**Wert:**
0	1	2	3	4	
3. Lokalisierung: *Was glauben Sie, woher die Stimmen kommen (z. B. aus Ihrem Kopf, außerhalb Ihres Kopfes)? Wenn die Stimmen so klingen, als kämen sie außerhalb Ihres Kopfes, von wo kommen sie dann? Die Stimmen klingen …*					
nicht zutreffend, gar keine Stimmen	nur innerhalb des Kopfes	außerhalb des Kopfes, aber nahe bei den Ohren und innerhalb des Kopfes	innerhalb des Kopfes oder dicht bei den Ohren und außerhalb des Kopfes weit von den Ohren weg	nur außerhalb des Kopfes	**Wert:**
0	1	2	3	4	
4. Lautstärke: *Wie laut sind die Stimmen, sind sie lauter als Ihre Stimme, haben sie die gleiche Lautstärke, sind sie leise oder nur ein Flüstern? Die Stimmen sind im Vergleich zu meiner Stimme …*					
nicht zutreffend, gar keine Stimmen	leise, nur ein Flüstern	gleichlaut	lauter als meine Stimme	extrem laut, so wie ein Schreien	**Wert:**
0	1	2	3	4	

Akustische Halluzinationen:					
5. Vorstellung des Patienten über den Ursprung der Stimmen: *Was glauben Sie, was hat Ihr Stimmenhören verursacht: Sind die Stimmen hervorgerufen durch Faktoren, die mit Ihnen zu tun haben oder ausschließlich auf äußere Einflüsse oder andere Personen zurückzuführen? Wenn der Patient einen externen Ursprung angibt: Was glauben Sie, in welchem Umfang ist diese äußere Ursache verantwortlich für das Stimmenhören von einer Skala von 0 bis 100 (Von 0 = vollständig unwahr bis 100 = absolute Gewissheit?)*					
nicht zutreffend, hört keine Stimmen	Stimmen werden ausschließlich durch innere Faktoren hervorgerufen und haben einen starken Bezug zur eigenen Person	weniger als 50 % überzeugt, dass die Stimmen durch externe Ursachen hervorgerufen werden	≥ 50 % überzeugt, dass die Stimmen auf externale Ursachen zurückgehen	100 % überzeugt, dass Stimmen auf externale Ursachen zurückgehen	**Wert:**
0	1	2	3	4	
6. Ausmaß:					
Negative Inhalte der Stimmen: *Glauben Sie, dass die Stimmen unangenehme und negative Dinge sagen? Können Sie mir einige Beispiele geben, was die Stimmen überlicherweise zu Ihnen sagen: (diese Beispiele notieren)*					
In welchem Umfang sagen die Stimmen Unangenehmes oder Negatives?					
nicht zutreffend, *kein* unangenehmer oder negativer Inhalt	gelegentlich unangenehm (≤ 10 %)	weniger als 50 % des Auftretens der Stimmen	50 % und mehr	immer nur Unangenehmes und Negatives	**Wert:**
0	1	2	3	4	

Akustische Halluzinationen:					
7. Ausmaß an negativen Inhalten: *(nach folgender Graduierung einschätzen gegebenenfalls den Patienten nach konkreten Beispielen fragen)*					
nicht zutreffend, Patient hört keine Stimmen mit negativem Inhalt	zu gewissem Prozentsatz negativ, aber nicht auf die eigene Person oder Familienmitglieder bezogen (z. B., wenn die Stimmen fluchen oder Kommentare abgeben, die nicht direkt auf das Selbst gerichtet sind z. B. der „Milchmann ist hässlich“)	auf die eigene Person bezogen, anzügliche/quälende/abwertende Kommentare des Verhaltens des Patienten, Belehrungen wie „Du solltest dies nicht tun!“ oder „Sag das!“	direkt auf die Persönlichkeit des Patienten gerichtete anzügliche/quälende/abwertende Kommentare wie „Du bist faul, hässlich, verrückt, pervers“	die eigene Person oder Familie wird bedroht z. B. durch Drohungen, Aufforderungen sich selbst oder andere zu verletzen	**Wert:**
0	1	2	3	4	
8. Ausmaß an subjektiver Belastung durch Stimmenhören: *Sind die Stimmen belastend, wie oft sind sie es?*					
nicht zutreffend, Stimmen sind überhaupt nicht belastend	gelegentlich belastend, meist jedoch nicht (≤ 10 %)	nur eine Minderzahl der Stimmen ist belastend (≤ 50 %)	eine Mehrheit der Stimmen ist belastend, eine Minderheit nicht belastend (≤ 50 %)	die Stimmen sind immer belastend	**Wert:**
0	1	2	3	4	
9. Intensität der Belastung: *Wenn die Stimmen belastend sind, wie oft sind sie es? Verursachen sie nur eine minimale oder mittelmäßige oder sogar schwere Belastung? Sind sie das Belastendste, was Sie je erlebt haben? Die Simmen sind …*					
überhaupt nicht belastend	leicht belastend	mittelmäßig belastend	sehr belastend, obwohl sich der Patient noch schlechter fühlen kann als danach	extrem belastend, so dass der Patient sich sonst nie schlechter fühlt	**Wert:**
0	1	2	3	4	

Akustische Halluzinationen:					
10. Beeinträchtigung von Alltagsaktiviäten durch Stimmenhören: *In welchem Umfang stört das Stimmenhören Ihr Alltagsleben, hält das Stimmenhören z. B. davon ab eine Alltagsaktivität weiter auszuführen, stellen die Stimmen ein ernsthaftes Hindernis dar, wenn Sie mit Freunden oder Mitgliedern Ihrer Familien Kontakt aufnehmen/halten wollen, verhindern sie, dass Sie achtsam mit sich umgehen, z. B. regelmäßig baden, Kleidung regelmäßig wechseln usw.? Die Stimmen erzeugen folgende Störungen in meinem Alltagshandeln:*					
nicht zutreffend, stören überhaupt nicht	*minimal* z. B. reduzierte Konzentration, aber Alltagstätigkeiten können weiter ausgeführt werden, Beziehungen können weiter aufrechterhalten werden und auch eine unabhängige Form zu wohnen (ohne äußere Hilfe)	*moderate Störung*, der Patient ist nicht in der Klinik, aber braucht auf Grund der Interferenz der Stimmen im Alltag eine unterstützende Umgebung und regelmäßige Hilfe bei der Ausführung von Alltagsfertigkeiten	*schwere Störung*, so dass der Patient stationär aufgenommen werden und versorgt werden muss. Patient kann nur in geschützter Umgebung Alltagsaktivitäten, Körperpflege und Beziehungen pflegen. Der Patient braucht auf Grund des Stimmenhörens minimal geschützte therapeutische Umgebung (z.B. betreutes Wohnen) und weist aber schwere Störungen der Alltagsaktivität, der Durchführung lebenspraktischer Alltagsaufgaben und der Beziehungsgestaltung auf	*Massivität* der Interferenz mit Alltagsaktivitäten zwingt zur Hospitalisierung, alltagspraktische Tätigkeiten und soziale Beziehungen können in keiner Weise aufrechterhalten werden, ebenso wenig die Körperhygiene	**Wert:**
0	1	2	3	4	

Akustische Halluzinationen:					
11. Kontrollierbarkeit der Stimmen: *Wenn diese Stimmen kommen, haben Sie dann irgendeine Kontrolle über diese? Können Sie die Stimmen z. B. wegschicken oder aktiv herbeiführen? Der Patient denkt, dass er über die Stimmen …*					
Kontrolle hat und sie immer wegschicken oder hervorrufen kann, wenn er es möchte	bei der *Mehrzahl* des Auftretens eine gewisse Kontrolle hat	ungefähr in der *Hälfte* der Zeit Kontrolle hat	nur gelegentlich Kontrolle hat und in der *Mehrzahl* der Fälle *nicht* kontrollieren kann	der Patient *keinerlei* Kontrolle hat	**Wert:**
0	1	2	3	4	

Anzahl der Stimmen: *Wie viele unterschiedliche Stimmen haben Sie in der letzten Woche gehört? Art der Stimmen: die Stimmen sprechen in der …*		
Ersten Person: „Ich …"	Ja/Nein	(Anzahl =)
Zweiten Person: „Du …"	Ja/Nein	(Anzahl =)
Dritten Person: „Er/Sie …"	Ja/Nein	(Anzahl =)
Nur einzelne Worte oder Sätze	Ja/Nein	(Anzahl =)

Wahnsymptomatik					
1. Ausmaß des Absorbiertseins mit wahnhaften Inhalten: *Wieviel Zeit verbringen Sie damit über X (wahnhafte Überzeugung/Schlussfolgerungen) nachzudenken (täglich/1-mal pro Woche)? Der Patient denkt über Wahninhalte nach …*					
weniger als 1-mal pro Woche oder hat gar keine Wahninhalte	mind. 1-mal pro Woche	mind. 1-mal am Tag	mind. täglich eine Stunde	zumeist ständig, kann sich auf andere Dinge nur wenige Sekunden oder Minuten konzentrieren	**Wert:**
0	1	2	3	4	

Wahnsymptomatik					
2. Dauer der Absorbiertheit durch wahnhafte Inhalte: *Wenn Ihnen das in den Kopf kommt, wie lange dauert dies an? Nur wenige Sekunden, oder Minuten oder Stunden? Die (wahnhaften) Gedanken dauern …*					
keine wahnhaften Inhalte	nur wenige Sekunden/ sind flüchtig	dauern mehrere Minuten an	dauern mind. 1 Stunde an	dauern gewöhnlich stundenlang an	**Wert:**
0	1	2	3	4	
3. Überzeugtheit zum Zeitpunkt des Interviews: *Wir sind uns unterschiedlich sicher darüber, wie richtig Dinge sind, die wir denken. Wie ist das in Zusammenhang mit … bei Ihnen, wenn der Wert 0 dem entspräche, dass Sie überhaupt nicht daran glauben und der Wert 100 dem entspräche, dass Sie vollständig und felsenfest überzeugt sind von … Wo stehen Sie mit der Überzeugung, dass …?*					
in keiner Weise überzeugt	weniger als 10 %/wenig	10 bis 49 %, einige Zweifel	50 bis 99 %, Überzeugung sehr stark	100 %ige Überzeugtheit	**Wert:**
0	1	2	3	4	
4. Ausmaß an Belastung: *Wenn Sie an … denken, wie belastend ist das? In welchem Umfang ist das belastend?*					
Gedanken gar nicht belastend	in der Minderheit des Auftretens	< 50 % des Auftretens	51 bis 99 % des Auftretens	immer (100 %) belastend, wenn es auftritt	**Wert:**
0	1	2	3	4	
5. Ausmaß Intensität der Belastetheit: *Wenn die Gedanken Sie belasten, wie massiv belastend sind sie dann? Der Gedanke an … ist?*					
überhaupt nicht belastend	nur wenig belastend	mittelmäßig belastend	deutlich belastend	extrem belastend, es könnte nicht schlimmer sein	**Wert:**
0	1	2	3	4	

Wahnsymptomatik					
6. Ausmaß an Beeinträchtigung von Alltagsaktivitäten durch wahnhafte Überzeugung, Schlussfolgerungen: Wenn Sie den Gedanken … denken, wie stark stört das Ihr Alltagsleben, also das Verrichten von Alltagstätigkeiten/die Möglichkeit, Kontakt aufzunehmen und zu halten mit Freunden und Familienmitgliedern oder auch die Körperpflege?					
überhaupt nicht	*minimal* z. B. reduzierte Konzentration, aber Alltagstätigkeiten können weiter ausgeführt werden und Beziehungen können weiter aufrechterhalten werden und auch eine unabhängige Form zu wohnen (ohne äußere Hilfe)	*moderate* Störung, der Patient ist nicht in der Klinik, aber braucht im Alltag eine unterstützende Umgebung und regelmäßige Hilfe bei der Ausführung von Alltagsfertigkeiten	*schwere* Störung, so dass der Patient aufgenommen und versorgt werden muss, Patient kann in geschützter Umgebung Alltagsaktivitäten auch Körperpflege und Beziehungen pflegen aber nur in geschützter Umgebung. Der Patient braucht minimal geschützte therapeutische Umgebung (z.B. betreutes Wohnen) auf Grund der wahnhaften Überzeugung/Schlussfolgerung und weist schwere Störungen der Alltagsaktivität, der Durchführung lebenspraktischer Alltagsaufgaben und der Beziehungsgestaltung auf	*Massivität* der Interferenz mit Alltagsaktivitäten zwingt zur Hospitalisierung, alltagspraktische Tätigkeiten und soziale Beziehungen können in keiner Weise aufrechterhalten werden, ebenso wenig die Körperhygiene	**Wert:**
0	1	2	3	4	

Beliefs About Voices Questionnaire (BAVQ)[3]

Es gibt viele Menschen, die Stimmen hören. Für die Therapie würde es helfen, wenn Sie herausfinden könnten, wie Sie sich hinsichtlich Ihrer Stimmen fühlen. Lesen Sie jeden Satz und stufen Sie ein, was am besten die Art, wie Sie in der letzten Woche fühlten, beschreibt. Wenn Sie mehr als eine Stimme hören, dokumentieren Sie die Stimme, die am wichtigsten für Sie ist.

1. Meine Stimme bestraft mich für etwas, was ich getan habe.

1	2	3	4
Ich stimme nicht zu	Ich bin unsicher	Ich stimme eher zu	Ich stimme stark zu

2. Meine Stimme will mir helfen.

1	2	3	4
Ich stimme nicht zu	Ich bin unsicher	Ich stimme eher zu	Ich stimme stark zu

3. Meine Stimme hat sehr viel Macht über mich.

1	2	3	4
Ich stimme nicht zu	Ich bin unsicher	Ich stimme eher zu	Ich stimme stark zu

4. Meine Stimme verfolgt mich ohne jeglichen Grund.

1	2	3	4
Ich stimme nicht zu	Ich bin unsicher	Ich stimme eher zu	Ich stimme stark zu

5. Meine Stimme will mich schützen.

1	2	3	4
Ich stimme nicht zu	Ich bin unsicher	Ich stimme eher zu	Ich stimme stark zu

6. Meine Stimme scheint alles über mich zu wissen.

1	2	3	4
Ich stimme nicht zu	Ich bin unsicher	Ich stimme eher zu	Ich stimme stark zu

7. Meine Stimme ist teuflisch.

1	2	3	4
Ich stimme nicht zu	Ich bin unsicher	Ich stimme eher zu	Ich stimme stark zu

3 Chadwick und Taylor (2000). Deutsche Adaptierung mit freundlicher Genehmigung von Sage Publications, Inc.

8. Meine Stimme hilft mir, gesund zu bleiben.

1	2	3	4
Ich stimme nicht zu	Ich bin unsicher	Ich stimme eher zu	Ich stimme stark zu

9. Meine Stimme zwingt mich Dinge zu tun, die ich im Grunde nicht tun möchte.

1	2	3	4
Ich stimme nicht zu	Ich bin unsicher	Ich stimme eher zu	Ich stimme stark zu

10. Meine Stimme will mir schaden.

1	2	3	4
Ich stimme nicht zu	Ich bin unsicher	Ich stimme eher zu	Ich stimme stark zu

11. Meine Stimme hilft mir, ganz besondere Fähigkeiten und Kräfte zu entwickeln.

1	2	3	4
Ich stimme nicht zu	Ich bin unsicher	Ich stimme eher zu	Ich stimme stark zu

12. Ich kann meine Stimme nicht kontrollieren.

1	2	3	4
Ich stimme nicht zu	Ich bin unsicher	Ich stimme eher zu	Ich stimme stark zu

13. Meine Stimme will von mir, dass ich üble Sachen mache.

1	2	3	4
Ich stimme nicht zu	Ich bin unsicher	Ich stimme eher zu	Ich stimme stark zu

14. Meine Stimme hilft mir, meine Lebensziele zu erreichen.

1	2	3	4
Ich stimme nicht zu	Ich bin unsicher	Ich stimme eher zu	Ich stimme stark zu

15. Meine Stimme will mir schaden oder mich umbringen, wenn ich ihr Widerstand leiste.

1	2	3	4
Ich stimme nicht zu	Ich bin unsicher	Ich stimme eher zu	Ich stimme stark zu

16. Meine Stimme will mich verführen oder mich zerstören.

1	2	3	4
Ich stimme nicht zu	Ich bin unsicher	Ich stimme eher zu	Ich stimme stark zu

17. Ich bin dankbar für meine Stimme.

1	2	3	4
Ich stimme nicht zu	Ich bin unsicher	Ich stimme eher zu	Ich stimme stark zu

18. Meine Stimme steuert mein Leben.

1	2	3	4
Ich stimme nicht zu	Ich bin unsicher	Ich stimme eher zu	Ich stimme stark zu

19. Meine Stimme beruhigt mich.

1	2	3	4
Ich stimme nicht zu	Ich bin unsicher	Ich stimme eher zu	Ich stimme stark zu

20. Meine Stimme macht mir Angst.

1	2	3	4
Ich stimme nicht zu	Ich bin unsicher	Ich stimme eher zu	Ich stimme stark zu

21. Meine Stimme macht mich glücklich.

1	2	3	4
Ich stimme nicht zu	Ich bin unsicher	Ich stimme eher zu	Ich stimme stark zu

22. Meine Stimme macht mich niedergeschlagen.

1	2	3	4
Ich stimme nicht zu	Ich bin unsicher	Ich stimme eher zu	Ich stimme stark zu

23. Meine Stimme macht mich ärgerlich.

1	2	3	4
Ich stimme nicht zu	Ich bin unsicher	Ich stimme eher zu	Ich stimme stark zu

24. Meine Stimme macht mich ängstlich.

1	2	3	4
Ich stimme nicht zu	Ich bin unsicher	Ich stimme eher zu	Ich stimme stark zu

25. Meine Stimme gibt mir ein Gefühl von Selbstvertrauen.

1	2	3	4
Ich stimme nicht zu	Ich bin unsicher	Ich stimme eher zu	Ich stimme stark zu

Wenn ich meine Stimmen höre, mache ich gewöhnlich Folgendes:

26. Ich sag' ihr, sie soll mich alleine lassen.

1	2	3	4
Ich stimme nicht zu	Ich bin unsicher	Ich stimme eher zu	Ich stimme stark zu

27. Ich versuche, sie aus meinem Kopf zu kriegen.

1	2	3	4
Ich stimme nicht zu	Ich bin unsicher	Ich stimme eher zu	Ich stimme stark zu

28. Ich versuche, sie zu stoppen.

1	2	3	4
Ich stimme nicht zu	Ich bin unsicher	Ich stimme eher zu	Ich stimme stark zu

29. Ich versuche, etwas zu unternehmen, um sie zum Schweigen zu bringen oder zu verhindern, dass die Stimme zu reden beginnt.

1	2	3	4
Ich stimme nicht zu	Ich bin unsicher	Ich stimme eher zu	Ich stimme stark zu

30. Ich zögere, sie zu ignorieren.

1	2	3	4
Ich stimme nicht zu	Ich bin unsicher	Ich stimme eher zu	Ich stimme stark zu

31. Ich höre ihr zu, weil ich das will.

1	2	3	4
Ich stimme nicht zu	Ich bin unsicher	Ich stimme eher zu	Ich stimme stark zu

32. Gewöhnlich folge ich dem, was meine Stimme von mir fordert.

1	2	3	4
Ich stimme nicht zu	Ich bin unsicher	Ich stimme eher zu	Ich stimme stark zu

33. Ich habe verschiedene Dinge gemacht, um mit meiner Stimme in Kontakt zu kommen.

1	2	3	4
Ich stimme nicht zu	Ich bin unsicher	Ich stimme eher zu	Ich stimme stark zu

34. Ich suche den Rat meiner Stimme.

1	2	3	4
Ich stimme nicht zu	Ich bin unsicher	Ich stimme eher zu	Ich stimme stark zu

ABC der Bewältigungsstrategien[4]

Akzeptieren Sie, dass Sie wirklich Stimmen hören.

Brechen Sie aus, hören Sie auf, Opfer Ihrer Stimmen zu sein.

Checken Sie, ob Sie nicht andere Möglichkeiten zum Umgang mit Ihren Stimmen haben.

Denken Sie über Bewältigungsstrategien nach, die gut zu Ihnen passen.

Entwickeln Sie einen Dialog mit Ihren Stimmen.

Führen Sie Tagebuch über das Stimmenhören.

Gehen Sie in eine Selbsthilfegruppe (möglichst in eine für stimmenhörende Menschen).

Helfen Sie anderen, indem Sie Ihre Erfahrung mit ihnen teilen.

Identifizieren Sie die Erfahrungen Ihres Lebens, die sie besser begreifen möchten.

Ja-Sagen zu Aktivitäten, die nicht im Zusammenhang mit der Psychiatrie stehen.

Konzentrieren Sie sich auf positive Anteile Ihrer Stimmen.

Leben Sie Ihr Leben so, wie Sie es wollen, und nicht so wie andere Sie haben wollen.

Machen Sie in Ihrem Leben Platz für sich selbst.

Nehmen Sie Ihre Stimmen an, akzeptieren Sie, dass Sie zu Ihnen gehören.

Organisieren Sie den Umgang mit Ihren Stimmen.

Prüfen Sie die Aussagen Ihrer Stimmen.

Quälen Sie sich nicht mit Riesenschritten, kleine Schritte sind angesagt.

Resultate sollten belohnt werden.

Schwächen wollen bearbeitet werden.

Treffen Sie die für Sie wichtigen Entscheidungen, überlassen Sie das nicht Ihren Stimmen.

Üben Sie sich in Beharrlichkeit.

Verhandeln Sie mit Ihren Stimmen.

Wirkliche Siege müssen erkämpft werden, die kriegt man nicht geschenkt.

Xperimentieren Sie mit unterschiedlichen Bewältigungsstrategien.

Zappen Sie Ihre negativen Stimmen weg, indem Sie Kontrolle über sie entwickeln.

4 Nach Colman und Smith (2003, S. 46). Abdruck erfolgt mit freundlicher Genehmigung des Psychiatrie-Verlags.